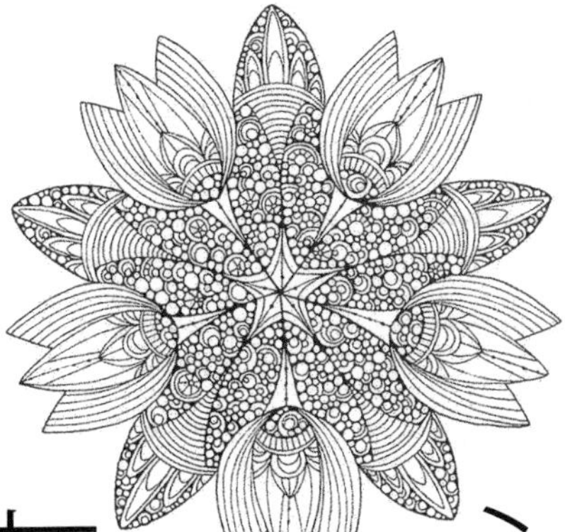

魔法精油寶典

102種植物香氣的能量運用

MAGICAL AROMATHERAPY

THE POWER OF SCENT

史考特・康寧罕(Scott Cunningham) /著
雅佳拉 /譯

獻給每一位

曾經向大地彎腰

摘取花朵

發現花香魔力的人

目錄

第二部　應用篇：102種植物的魔法屬性　65

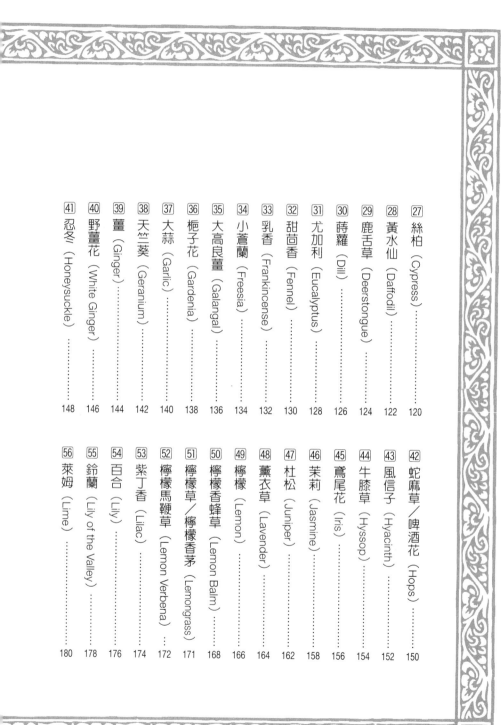

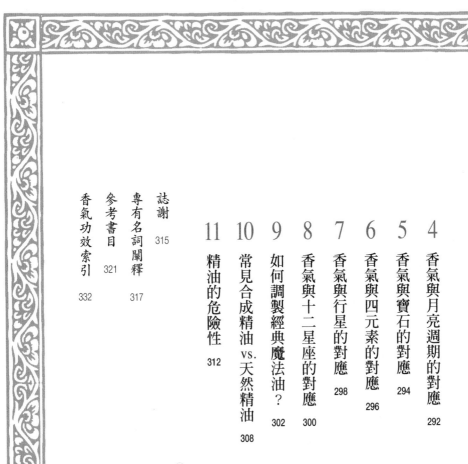

【審訂序】

享用草木對人類無條件的愛

芳療天后　許怡蘭 Gina Hsu

對精油迷來說，史考特．康寧罕是個陌生名字，把場景拉到神祕學圈子，他卻是舉足輕重、無人不曉的大咖！從二十六歲出版第一本藥草書以來，康寧罕不斷以創造性的眼光，為大地力量做出獨到的詮釋。雖然在三十七歲的盛年隕落，他的十多本魔法相關著作，不但震撼了同時代的大眾，更對日後的整個神祕學界乃至自然療法界，都留下深刻的影響。

我與魔法芳療的第一次相遇，是在紐約一間充滿水晶、蠟燭、羊皮紙、無名花瓣與粉末的奇幻小店，偶然間接觸了一系列讀書會，每次都似懂非懂，又像打開一扇新世界大門，各種充滿香氣的瓶瓶罐罐，令還是學生的我感到不可思議，當時卻不清楚它們的眞正用途。

許久之後的二〇〇四年，我在曬書節最後一晚走進書店，從被攪亂無數遍的推車中，撈出了特價的 *Magical Aromatherapy*，愈翻愈覺得熟悉：「這不是讀書會時看過的書嗎？」突然間轟的一聲，所有巧合都串在一起，為什麼離開台灣，為什麼成為芳療師，為什麼熱愛鍊金術，甚至是，爲什麼我正在爲中文版《魔法精油寶典》寫這篇審訂序，似乎蘊含某種隱藏的神聖連結。

相同的，康寧罕的人生，也是宇宙在命運蛛網佈下的一顆露珠。在他三歲時，舉家搬遷到適合栽種芳香植物的加州，並因地利之便，多次造訪夏威夷，這些經驗不但使他對大自然充滿情感，也反映在寫作風格上。你會發現作者眞誠幽默的敞開自己的故事，不管談父親聊母親，或形容童年聞過的某種花朵，都活靈活現，一字一句流露對人類的愛，與對草木的無限憐惜。正因爲如此，這本書非常可親，即使敘述正經八百的歷史，閱讀體驗仍如沐春風。

高中時代，康寧罕在同學介紹下進入儀式的世界，他曾加入數個女巫結社，與不同流派往來互動，最後建構出一套自己的知識體系。他特別鍾愛「自然魔法」——運用植物之力進行創造和轉化，結識英系芳療教父滴莎蘭德之後，更開拓了對精油的探索。《魔法精油寶典》於一九八九年出版，這時康寧罕正値靈性與寫作的雙重巔峰，這本將個人經歷、古代傳承、當代科學等熔爲一爐的著作，並未引發正統芳療界的反對聲浪，反而成爲另類經典。

不過如今距第一版面世，已有二十七載光陰，精油成分的藥理毒性研究也日新月異，以現代眼光來看，作者確實稍嫌保守。例如他反對使用羅勒和百里香精油，我們卻把這些當療癒好幫手，他說世上沒有蓮花或野薑花精油，我們卻能在市場上購得眞品，在閱讀時，請別忽略時代變遷造成的差異。

事實上作者自己也不鼓勵「照單全收」，而主張人人都該依自己的狀況，做出彈性調整。康寧罕留下最大的禮物，是告訴世界：魔法芳療絕非「超自然」，它是自然法則的一部分，簡單易行，並不危險可怕，只要對草木懷抱敬意，任何人都可以用香氣喚醒內在能量，為自己創造幸福。無論過去對魔法有哪些想像，這本書都會打破你的觀念，為生活帶來嶄新、有趣、美好的改變。

【推薦序】

轉化生命的魔法香氣

在《魔法精油寶典》中，史考特．康寧罕天衣無縫地將傳統神祕學實踐、當代芳香療法及個人成長融合。他之所以成功，是因爲在這幕神祕的芳香劇中，原動力來自你，而不是香氣。儘管花香是重要的幫手，但是它們各式各樣的神祕特質，唯有透過你思想的創造力量才能夠啓動。

在「正統」的整體芳香療法中，喚醒的是觸覺（按摩）與嗅覺，而在魔法芳療中，使用的是嗅覺與視覺（觀想）。透過連結大地（植物）的能量，並且盡可能以我們的思想之力來發揮它的精微之力，史考特．康寧罕提供了在生命中創造改變的方法。

這本書所探討的範疇相當廣泛，你可以選擇嗅聞精油或是新鮮藥草。同時，在製作處理某些芳香植物與精油時，它也提供了適度的安全注意事項。這個讓人興奮、以新的角度論述古老主題的成果，以一種你可以輕鬆在家實踐的方式，呈現出植物香氣的宇宙。

——羅勃．滴莎蘭德（Robert Tisserand）

《芳療的藝術》（*The Art of Aromatherapy*）作者

【前言】

香氣魔法的復興

有些世界是我們無法用雙眼探索的，它們雖然也存在於物質世界中，卻在我們所有的感官範圍之外，唯有一個例外：只有憑藉最古老的探索周遭世界的方法——嗅覺時，我們對那些世界的感知才會開啓。

人類使用芳香植物的歷史，已超過數千年之久。試想人們聞過多少花朵，研磨過多少根莖，在手指間揉擦過多少種子，將多少葉片舉向鼻尖？一些已知最早的歐洲墓穴遺址中，竟然仍保有香氣植物的花朵與葉片，這指出人類早已察覺到香氣的隱藏世界。

我們正在復興香氣的力量。從一九三〇年代美國重新燃起的藥草興趣，至今仍然方興未艾；芳香療法（用純正精油進行治療）也日漸擁有更廣大的愛好者。

在我完成《燃香、魔法油及魔法藥全書》（*The Magic of Incense, Oils and Brews*，已更名爲 *The Complete Book of Incense, Oils & Brews*）後，盧埃林出版社立即邀我寫一本關於香氣的書。這似乎是一個能將目前天然香氣的身心效用知識，與古代魔法香水技藝結合的好機會。換言之，這是一本應用封存於芳香植物與純正精油中能量的指南。

在寫作這本書的過程中，我依靠廣泛的實驗與觀察，埋首四千年來的文獻記載，一些朋友以及令人尊敬的芳療師的智慧結晶。此外，我也讓香氣與精油為自身發言，展露它們可以幫助我們的方式。

這不是一本有關化妝品調香，或正統芳療技術的書，而是利用精油與芳香植物來促成個人生命的改變。透過選擇正確香氣，並在吸聞時配合觀想，真正的魔法便發生了。

魔法精油將精油與植物所內含的能量與我們的能量結合，透過簡單的觀想，創造出愛、靈性覺知、平靜、睡眠、健康、金錢、淨化、保護、增進性關係，以及許多其他的生活改變。

魔法芳療有著豐富而燦爛的歷史。在下個世紀即將來臨（編按：此指二十一世紀）的今天，我們可以從這些讓這星球更加美麗的植物身上學習，它們大部分已被使用了好幾個世紀，這些能量仍然在其香氣中綿延脈動。

我最深切的期待就是，讀過這本書以後的讀者，絕不會在看著一朵玫瑰、一顆檸檬或插滿花瓶的康乃馨時，忽略了有能量存在於它們所散發的香氣之中。而你只需要深呼吸聞一聞，就能夠取用這些能量。

魔法精油是一個奇異的世界，包含了昂貴的玫瑰奧圖、神聖的番紅花、可口的柳橙皮，以及其他地球上的偉大植物。曾經，這些植物受到珍惜。今天，我們可以和它們一起工作來創造芬芳的未來。

魔法就在其中。它即將進入你的生命！

——史考特．康寧罕

一九八九年三月二十五日，加州聖地牙哥

第一部

基礎理論篇

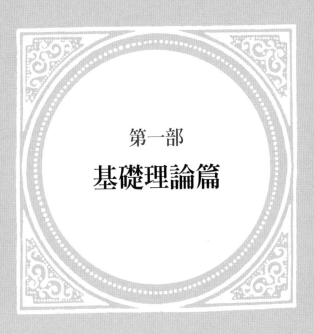

1 什麼是魔法芳香療法？

我坐在書桌前振筆疾書，一小瓶一小瓶的精油陪伴著我。打開一瓶「茉莉」嗅聞，我獲得鼓舞。另一瓶滿滿的「西洋蓍草」，爲我帶來撫慰。接著打開第三瓶，千朵玫瑰的香氣給予我深深的平靜感，鎮定了我對這個章節的壓力，我刻意跳過這一章不寫，直到這本書接近完成。

我選擇這三瓶精油是隨機的，雖然它們剛好都位於最昂貴的精油之列。如果吸聞由茉莉花瓣、新鮮玫瑰和蓍草花升起的香氣，也可以獲得相同的好處，花費不會那麼大。

同樣地，當我希望專注於冥想，進入一段新關係、招來財富或保護自己的氣場，就藉著一種被稱爲魔法的程序，召喚精油與植物內在的能量來達成這些願望。

綜觀歷史，人類已經都知道香氣植物對於影響心智、身體與情緒的顯著效果。人類一直都喜歡嗅聞花朵，很早就知道特定香氣會對他們內在造成改變。

自從文明初始，人類就積累了大量的芳香知識在「魔法芳療」此一知識傳統當中——某些香氣植物被拿來塗抹或嗅聞，以治癒身體；花朵被用來吸引愛情，確保獲得食物與保護。

最稀有珍貴、香氣最濃郁的芳香植物，總是被獻給神明或女神。雖然獻香的目的在於取悅神明，但是參拜者也同樣在過程中受惠。例如，燃燒乳香所釋放的煙霧，直接提升了儀式參與者的靈性覺知。

爲了得到操作魔法時所需的正確意識狀態，特定的香氣也會被用在儀式中。有些氣味甚至可以增強人體的生物電能（bioelectrical energy），此能量可以導入儀式工作之中。另有一些香氣被人發現，能夠專司特定的魔法功效，像是愛、療癒、靈性覺知、淨化場域、促進性活躍，只要配合基本的儀式吸聞即可。這樣的使用至今仍然存在，可謂民間信仰與魔法儀式使用精油與燃香的起源。

愈來愈多人體驗到，正統芳香療法利用精油與按摩療癒身心的效果，因此喜愛芳療的人口逐漸增加。法國的醫院就經常使用芳香療法，來加速病患的復原，或減輕病患的疼痛。

許多國際組織，像是總部設於倫敦的國際芳療師聯盟（The International Federation of Aromatherapists），以及位於加州費爾奧克的美國芳療協會（The American Aromatherapy Association），其設立的目的就在提倡這個古老的療癒技術，他們也出版了許多專門的期刊與書籍。

不論是「正統」（conventional）芳療，或是羅勃・滴莎蘭德所提出的「整體」（holistic）

芳療，芳療對於不滿足於「處理症狀，對抗疾病」治病概念的人來說，是一種成長中的另類選擇。臨床研究已證實，它在治療許多狀況時的有效性，尤其是那些對一般醫療反應不佳的人。

「整體芳療」是一門複雜的藝術，用按摩或是吸聞氣味的方式，讓精油進入體內達到個人期望的身心健康或情緒調理效果。芳療的藝術就在於對按摩技法的精通，對精油屬性及療癒特定症狀的廣博知識。你不可能只憑讀幾本書或買幾瓶精油來用，就能通曉何謂正統芳療。

然而，魔法芳療雖是整體性芳療的分支，它卻能夠單獨施行（而不需要芳療按摩師）。其目的不一定是為了治療（當然也可以），它有更廣大的目標。

在這裡，我使用魔法（magic）這個字，來將它與整體芳療作清楚的區別。有多少種人，魔法就有多少種意義。對我而言，魔法是精微自然能量的運作，可以將所需的改變顯化出來。

魔法芳療，作為一種古老技藝的特殊化形式，簡言之，就是施行者觀想一個特定的、想要的改變結果，例如：一段戀愛關係或事業成功。在觀想這個畫面的同時，吸聞特定芳香植物或其精油的氣味。然後，生物電能（一種人體內非物質的能量，在肌肉收縮時產生）與香氣的能量會加乘，再透過觀想來設定或調整。而這個被香氣充飽的能量，只有被允許穿透身體以及（或）兩個心智（意識心智與靈性心智，請參見專有名詞闡釋），才能真正創造內在的改變。

例如，一個渴望獲得靈性覺醒的人，也許可以吸聞磨碎的肉豆蔻皮，或西洋蓍草精油的香氣，同時想像（視覺化）一道大門，正打開前往靈性心智的通道。

事實上，並非是這些香氣與觀想的加乘，才喚醒了施行者始終都在接收的靈性覺知脈動，而是這能力一直被意識心智所阻擋。香氣只是引導身體的生物電能降低儲備，來平靜中樞神經系統，降低肌肉的緊張，以便促進靈性覺知。

若芳香儀式是爲了影響施作者的環境而設計，還有一個必要步驟。香氣一旦進入體內，以及身體的能量被程式化，已結合的香氣與生物電能就會被送入空氣中來顯化改變。這是透過觀想來運作的。（參見本書第一部「魔法芳香療法入門課」章節）。

依據所需要的成果，步驟會有極大的不同。若要保護一個家，可以觀想能量從身體竄出，穿透牆壁，在門窗上形成保護屏障。若要招來財富，可以指引能量飛入空中，來顯化額外金錢創造局勢。若要創造愛的關係，能量必須一面保留在體內，一面慢慢地從身體一點一點釋放，吸引對你有興趣的人前來。

這些陳述聽起來也許很複雜，但是魔法精油是非常容易施行的。還有什麼，會比嗅聞一朵花，或是打開一瓶精油更簡單的呢？是的，這確實有賴於我們觀想的能力，但也不失爲一個簡單的方法，大部分的人每天都做得到。

在香氣植物和精油中，可以找到魔法芳療眞正的力量。只要掌握了基本技巧，這或許是所有魔法中最簡單、最容易實行的一門。

本書第二部分提到的某些特殊用法，甚至連觀想都不需要做。吸聞迷迭香的氣息，能喚醒意識心智；吸聞依蘭依蘭精油，或是新鮮甜豌豆花的氣味，能帶來幸福喜悅的感受，無論有沒有進行觀想。聞一聞新鮮康乃馨花朵、萊姆精油，能爲身體注入能量。

爲什麼呢？這是因爲有許多香氣，可以直接產生生理效果。魔法芳療在某些面向與它的近親（正統芳香療法）重疊，他們也用了一點觀想。然而，想用香氣植物來「極大化」任何你希望創造的效果，**歡迎**進入你自己由香氣賦與的能量，**觀想**它們影響了變化，**接受**它們是正面的工具，並且**尊重**它們爲地球精煉的能量。

雖然某些正統芳療的面向在這裡也行得通，正統芳療的從事者可能不會同意某些我對於香氣效用的論點。不過，本書基於數千年的記錄資料，及我對這些強力香氣近二十年來的研究實驗，可以說在影響力的競爭上，魔法芳療和正統芳療一樣有效。

這是一門經得起時間考驗的實用科學，只不過最近被重新發現，它是一份來自集結古代智慧，卻能增進現代生活品質的禮物。

我們可以與花朵、葉子、種子、以及樹木的珍貴香氣一同工作，來擴展我們的能力，感知內在的愛並傳送給他人。特定的香氣爲我們的生命吸引財富；在增進精神面、深化靈性覺知、創造休息睡眠來說是很有用的。某些香氣增加身體能量與頭腦機敏，減輕壓力的影響，並守護身體健康。

所有這些驚奇的事物——還不只呢——都可以透過這門魔法芳療的藝術來達成。

2 古文明中的神聖香氣

人類與植物的關係是難分難解的。芳香植物從最早的時期開始，就一直受到特別的崇敬。在宗教儀式、魔法儀式、療癒藝術中，都可以見到它們的蹤影，而這三個領域曾經是人類生存的核心領域（對許多人而言到現在還是如此）。

歷史上宏偉一時的中東與地中海文明，即極爲歌頌香氣，將其當作日常生活的一部分。鮮少有人知道，美洲原住民與古代夏威夷人，對於香氣的使用也是極爲普遍。

以下是早期人類運用芳香植物的簡要彙整，這揭示了魔法精油的長久歷史，並爲其實用性提供了精華的介紹。

埃及人

沙漠中被遺忘的墓穴與神廟牆壁上，有個象徵符號經常出現——半圓形、有把手的物品，上面有幾條線代表煙從裡面冒出來。這證實了古埃及人對於焚香的使用。

吟遊詩人們傳唱著有關埃及人的無稽之談，這些說法比其他任何消失的民族都多。開始於一八〇〇年代晚期，到一九二二年霍華德·卡特（Howard Carter）揭開圖坦卡門之墓時達到高峰。這個可悲的現象，伴隨「法老王的詛咒」故事和一樣荒誕的傳說，被信口開河的作家當成事實不斷傳遞。

今天，研究人員已經翻譯了許多埃及莎草紙，神廟與墓穴中的銘刻已獲解密。我們對於古埃及人（至少是上層階級）的日常生活圖像，變得更加清晰。

他們是不凡的一群人。古埃及人用尼羅河岸狹長的沃土，建立了在建築與工藝上無可匹敵的文明。埃及更強大之後，統治者們從遙遠的地區進口乳香、檀香、沒藥與肉桂。這些芬芳的寶物從被征服者那裡當成貢品徵收，甚至拿來交換黃金。

香水媲美黃金（Perfume for Gold），這個句子說明埃及人對香味的高度重視。醫藥、保存食物、烹飪、宗教與魔法中，都用到了香氣。

法老們吹噓自己供奉了大量的香木、植物香水給神明與女神，還有燒了幾千盒昂貴材料。許多法老都曾將這些赫赫功蹟刻在石上。拉美西斯三世（Rameses III）也許是法老中最揮霍的，他有一次供奉了兩百四十六單位（measures）、八十二束的肉桂，還有另外三千零三十六塊（logs）一樣稀有的香料。這類宗教信仰的行動耗盡皇室的財富。

據說「最活躍」的埃及皇后——哈特謝普蘇特（Hatshepsut，約公元前一五〇〇年），展開著名的「邦特之地」（land of Punt）長征，就是爲了尋找沒藥與其他香料來榮耀神明。而如同更早期的埃及統治者，她並未空手而回。

香氣的使用，甚至延伸到死後。人們在防腐處理過的屍體上塗抹香膏，墓室裡封存著一罐罐香水，讓亡者在死後生活中使用。

從各省當成貢品送來的芳香植物，會獻給特定神廟，裝在雪花石膏、閃長石與綠松石製成的容器中，成爲神明與女神的獻禮。每天早上，祭司們會用香油塗抹神像。寺廟慶典、法老加冕以及宗教儀式都會焚香，喪禮中也會薰煙，爲製成木乃尹的屍體驅逐惡靈。

老蒲林尼（Pliny）在《自然史》（*Natural History*）這本書中，記下希臘羅馬時期的埃及香水配方。「白松香香水」（Metopium）的成分，有小豆蔻、菖蒲、蘆葦、蜂蜜、酒、沒藥、白松香、篤耨香和其他成分。

由於埃及人還沒發現製造眞正香水的蒸餾技術，他們取得香水的方式是將植物浸泡在油或脂肪當中。其中最受歡迎的，似乎是橄欖油與埃及酸棗木種子油（oil of balanos/ Balanites aegyptica）。油脂緩慢吸收香氣，成爲香水。這是早期唯一使用的液態香氣，眞正的精油還無法取得。

無庸置疑地，最著名的埃及燃香就是「姬菲」（kyphi）。戴奧科里斯（Dioscoride，編按：約公元四〇到九〇年，古羅馬時期希臘醫生與藥理學家）、普魯塔克（Plutarch，編按：約公元四六到一二五年，羅馬時代希臘作家）、蓋倫（Galen，編按：約公元一二九到二〇〇年，古希臘醫學與哲學家）、勞雷特（Victor Loret，編按：公元一八五九到一九四六年，法國女性考古學家、古埃及學者），都曾經在他們的著作中提及這種燃香。它的配方，依包含的特定成分而有所出入，可能是地區不同，材料供應問題，錯誤翻譯或其他因素的結果。

然而，姬菲的成分至少包括了下列幾樣（普魯塔克列出十六種）：

- 蜂蜜
- 酒
- 葡萄乾
- 菖蒲
- 肉桂
- 杜松
- 指甲花

- 乳香
- 沒藥
- 番紅花
- 豆蔻
- 莎草
- 銀合歡
- 玫瑰
- 薰陸香
- 穗甘松
- 紅沒藥
- 其他番紅花屬藥草（Crocus）

此外，還有許多別的成分。

姬菲在宗教節慶中焚燒，也當成藥材來用（它能吃，所以加上葡萄乾、蜂蜜與酒）；不僅如此，據普魯塔克所說，燃燒姬菲可以「助眠、安撫緊張、爲夢境帶來光明」。

還有很多埃及人用過的配方未經翻譯，也還有一些未獲證實。然而，古埃及使用芳香植物的方式引人入勝。以下，即是一些關於特定植物的古代傳說：

- **肉桂**：無數的法老將這昂貴的樹皮獻給神明，也用在屍體的防腐。
- **藏茴香**（Carum carvi）：這個常見香料還有另一個近親叫阿密茴。老蒲林尼說，埃及婦女會在性行爲的過程中，吸聞它的香味來助孕。拉美西斯三世曾經在赫里奧波里斯（Heliopolis，編按：爲太陽神拉的信仰中心），供奉五赫克特（heket，編按：單位名，約四點八公升）的小茴香給拉（Ra）。
- **馬鬱蘭**：人們用這種芳香植物裝飾木乃伊。
- **沒藥**：一種常被奉獻的燃香，在木乃伊製作過程中是常用來包裹身體的香料之一。
- **番紅花**：埃及人可能在宗教或一般慶典中佩戴這種花朵。木乃伊的裝飾也會使用。
- **睡蓮**（Water lily）：太陽的象徵，人們一直誤稱爲荷花（Lotus）。由於它與拉、尼羅河之神哈比（Hapi）、創世神之一的亞圖（Atum）、正義之神荷魯斯（Horus）以及其他神明的關聯，這種藍黃色花朵的香氣，便緊密地與埃及宗教連結在一起。人們會將它的花冠泡在紅酒中，製成醉人的飲料，於盛宴與慶典中開懷暢飲。

蘇美人與巴比倫人

我們很難對這兩種不同的文化做出區別，因爲蘇美人對巴比倫人影響深遠，巴比倫人記錄了許多祖先以蘇美語寫作的文學。

然而，我們知道這兩個居住在肥沃月彎的民族都使用燃香。蘇美人甚至可能在埃及有組織性的宗教之前，就一直爲女神印娜娜（Inanna）燃燒杜松。之後，巴比倫人接著在女神伊什塔爾（Ishtar，編按：兩者皆爲金星女神）的祭壇上，焚燒這清甜的氣息。

杜松似乎一直是最普遍的燃香，但被拿來應用的還有別的植物。人們燃燒雪松、松樹、絲柏、香桃木、菖蒲，以及其他許多植物來奉獻神。蘇美時代，人們顯然還不知道乳香與沒藥，直到稍後的巴比倫文化中才有使用。據希羅多德（Herodotus，編按：公元前五世紀希臘作家）記載，在一場巴比倫的宗教慶典中，一共薰燒了一千他連得（Talent，編按：單位名，約二十六公斤）乳香。

這些時代的魔法儀式，被保存了下來。陶板顯示，蘇美人與巴比倫人生活在神明、靈魂與鬼魂的世界，它們其中有些可能傷害人類，造成疾病。

祭司以咒語趕走人體內疾病的惡靈，治療病患。這些手術進行時，一般都有薰香。用來燃香的香爐，通常放在病人的床頭，那是蘇美與巴比倫療癒魔法中非常重要的部分。

巴比倫中精通占卜之藝的祭司，稱為巴魯（baru）。有的占卜方式也用到燃香——將雪松屑放上燃香器，煙升起的方向決定未來。如果煙飄向右方，答案就是成功；飄向左邊，就代表失敗。

希臘人與羅馬人

希臘人相信，香氣植物起源於神明與女神，也因此神明專屬的香氣能取悅祂們。許多希臘人在儀式中使用香氣植物的方式都和埃及人相似：為亡者塗油、在祭壇上焚香、在身上灑上大量貴重的香氣。

希臘人相信，活生生的植物散發出的香氣能夠維持身體健康，他們建築房屋時，房間會面向藥草花園。

對希臘人來說，使用芳香植物最著名的方式，也許就是為奧林匹克勝利者戴上以香氣濃烈的月桂葉製成的頭冠。

人們拿來使用的香氣還有玫瑰、康乃馨、百合、香桃木、小豆蔻、鳶尾花、馬鬱蘭、穗甘松，甚至榲桲（quinces）和石榴。

一位極富盛名的希臘調香師馬格拉斯（Megalus），創造了一種叫作馬格里昂（Megaleion）

的香氣，要將肉桂、沒藥與燒過的（炭化）乳香，泡在埃及酸葉木種子油（oil of balanos）中來製成，這種芳香油也會用橄欖油來製作。以酒為底的香水很受歡迎，幾乎每個配方都會加入玫瑰。

希臘人會在頭上塗芳香油膏來預防酒醉，特別是玫瑰味道的。用於同樣目的的油膏還有蘋果花、鳶尾花、或是穗甘松的香味。

不僅如此，希臘人還會吸聞特殊香氣來治療內科疾病。榲桲或白色紫羅蘭浸泡油能減輕肚子不適，葡萄葉香水能保持清醒，佩戴玫瑰花環能緩解頭痛。

希臘人會在葬禮中焚香，在墓穴和棺木上擺上芳香花朵來紀念死者，這種後期的習俗似乎從很早就開始施行，因為花朵的香氣與其和神聖的關聯性，都是適合與亡者擺放在一起的，伴隨著祈禱與希望，期待神與女神能在肉體生命結束後以祂們愛的擁抱包圍亡者。

在希臘敗給羅馬後，征服者從被征服者那兒學到許多香水的事。羅馬人極盡地繼承了香氣的使用，就連有香氣的陶杯都很受歡迎。這些香氣陶杯是在使用之前浸泡在香水中所製成。

由於從國外進口作為個人使用香氣的芳香植物數量極為龐大，因此在公元五六五年通過一道法律，禁止公民私人使用來自異國的香氣。這個不尋常的舉動似乎是源自害怕祭壇獻神的燃香不足。

在記錄了這條法律的羅馬文獻上，下列香氣被指定適合特定的神明：雲木香（costus）屬於農業之神沙屠（Saturn）；肉桂樹與安息香屬於喬夫（Jove，編按：又稱朱彼特）；龍涎香屬於維納斯。月桂與叉子圓柏（savin），被推薦來召喚幾乎所有的神明。

所有這些文化中焚香的習慣，都傳承自古代將一束束野花及藥草，放在小型農村祭壇的做法。

美洲原住民

美洲原住民與地球處於和諧之中，將地球尊爲一切生命的源頭。經過好幾百年的嘗試錯誤，他們對於應用野生植物的了解是後來的移民者難以望其項背的。

這些民族將植物材料用於食物、製成繩索、當成藥物，製作掃把和其他家用品、衣服和身體紋飾（像是塗黑和紋身）、居所、兒童玩具如娃娃，還有用在儀式的目的，像是聖柱、響板、祈禱棍與符咒。

這些全都相當爲人所知。人們比較不知道的是許多美洲原住民部落也施行一種芳香療法，運用某些植物香氣來達到特定目的。

這些民族必定對於周圍生長的植物形狀、顏色與質地一直著迷著。也許對那些在自然狀態或燃燒時香氣濃烈的更有興趣，也因此進行更多在儀式上使用的實驗。對於地球以及它廣大生命形式的尊重，讓這些民族發現植物內的能量。尤其是香氣植物被拿來運用在魔法目的上。

以下，是一些香氣植物在美洲原住民部落儀式中的用法，是從生活在二十世紀早期的人們那裡收集來的（編按：Glimore, Melvin R. 和 Murphey, Edith Van Allen，請見參考書目）：

- **美洲血草根**（Bloodroot, *Sanguinaria canadensis*）：想結婚的彭加人（Ponca）單身漢會將這種植物抹在手掌上，人們相信，如果男人成功地將沾有香味的手碰到想結婚的對象，婚姻將會在五、六天之內發生。
- **樹牽牛**（Bush Morning-Glory, *Ipomoea lepthophylla*）：波尼族人（Pawnee）燃燒這種植物的根，來防止作噩夢。
- **維吉尼亞雪松**（Cedar, *Juniperus virgiania*）：為雪松精油來源之一。大草原印第安人（Plains Indians）時常使用這種芳香樹木，他們將雪松枝放在淨汗室的熱石上來進行淨化。波尼族人燃燒這種樹的枝條，用來擊退惡夢和神經症狀，就像樹牽牛一樣。
- **野生夢幻草**（Columbine, *Aquilegia canadensis*）：奧馬哈人（Omaha）和彭加人的未婚男性，會將這種植物的種子碾碎，以粉末在兩掌間磨擦，讓它散發迷人的氣息。光只是碰觸到心愛的姑娘，就足以用這香氣的力量將她擄獲。

- **蓬子菜**（Fragrant Bedstraw, *Galium triflorum*）：那些覺得沙文主義已經過去的人，會喜歡這個。奧馬哈婦女用蓬子菜當成香水，因爲它凋謝時會散發出一種細緻如甜草（sweetgrass）的味道。大概就像是今天塗抹香水一樣，人們塗抹蓬子菜來吸引伴侶。
- **絨草**（Fuzzy-weed, *Artemesia dracunculoides*）：溫納貝戈人（Winnebago）將這種植物嚼過的根放在衣服上，用來吸引愛，以及確保打獵豐收。不管是哪一種，效果要靠著站在目標（人或動物）的上風處，讓微風將植物的香氣帶向他們。如果它和想要的結果的心智圖像結合，那這就是最純粹形式的魔法芳療。
- **刺白蠟**（Prickly Ash, *Zanthoxylum americanum*）：奧馬哈族的年輕人，用這種灌木果實當成愛情香水來吸引女性。
- **野生鼠尾草**：這不是眞正的鼠尾草，而是由各種品種的艾屬家族（Artemesia）所組成。許多部落特別是奧馬哈和彭加，會燃燒野生鼠尾草來淨化負面能量充斥的區域。達科他人（Dakota）稱之爲瓦參卡（Wachanga），可能在著名的太陽之舞當中扮演重要角色。

許多品種的「鼠尾草」——可以由其獨特的外形辨認——被運用於不同的目的上。奧馬哈人、波尼人、達科他人、溫納貝戈人和許多其他部族，如果打破部落律法，或是不小心碰觸了神聖物品，就會使用鼠尾草來淨化，用它來沐浴。人們也燃燒鼠尾草，在香煙當中釋放淨化能量。

人們知道這種香氣濃郁的銀白色植物，具有對抗負面力量的保護能量，所以常常在各種儀式開始之前拿來淨化。更多關於野生鼠尾草的使用，請見絨草。

● **甜草**（Sweetgrass, *Hierochloe odorata*）：是一種生長於美洲平原上的窄葉植物。一些部落會將乾燥的葉片編成粗辮子，在慶典時點燃來召喚有益的神明。原住民和非原住民都重新發現這個方式，用在現代的「煙薰」儀式當中。不管是燃燒甜草、鼠尾草以及（或）其他植物的煙霧，都被拿來在靈性儀式前淨化個人。燃燒甜草時散發香草般的氣息，也會在菸斗儀式中混入以帶來好力量。

● **月見草**（Yellow Evening Primrose, *Oenothera hookeri*）：狩獵咒中會用到這種迷人植物的根部。將它抹在鹿皮鞋和獵人身上，能夠吸引鹿並避免遇到蛇。（美洲原住民部落中最常見的醫療狀況就是蛇咬。）

古代夏威夷人

你若是去過夏威夷，可能陶醉在數百種熱帶花卉的香氣之中。它們大多數（如雞蛋花、梔子花、晚香玉、康乃馨、每一種蘭花，還有許多品種），是距第一批居民登陸夏威夷海岸（公元五百至一千年）數世紀後，由歐洲人和亞洲人帶來的。

然而，古夏威夷人在來到時，在高聳的火山諸島上發現芳香植物，也從他們的家鄉——目前據信是社會群島，帶了其他的一些來。他們廣泛將香氣運用在儀式和世俗目的上，建立了一個後來在公元一五〇〇年被新移民吸收掉的文明。

爲了減輕長時間在海裡游泳的影響，古夏威夷人在頭髮與身上塗抹芳香椰子油。將磨碎的椰肉與香氣植物如欖果念珠藤（maile）放在曬乾的瓢中，把水倒進去，陽光的熱氣讓植物精油及椰子油分離，在水面混合，將它過濾過後用來做皮膚軟化劑使用。

夏威夷人有許多別種芳香植物的非儀式性使用方法。例如爲卡帕薰香（kapa，用來做成床單或衣服的樹皮布料），和用紅球薑（awapuhi）的汁液來按摩。夏威夷人按摩的技術很有名，他們對芳香油的使用似乎點出了當代芳香療法的早期形式。

夏威夷花圈最早是用貝殼和羽毛製成。後來，有香氣的葉片與花朵被拿來製做這些夏威夷神明的供品。人們仍然以花圈，供奉胡拉草裙舞女神拉卡（Laka）。在傳教士到來前的年代，舞者脖子上環繞的花圈屬於女神。

以下，是幾種夏威夷人常用的香氣植物：

- **欖果念珠藤**（Maile, *Alykia olivaeformis*）：是一種纏繞、閃亮的葉片藤蔓，生長在夏威夷的雨林當中，過去到現在都被視爲一種神聖植物。弄傷它的枝葉，能釋放溫暖、魔幻的香氣，植物愈乾燥它的能量也會增加。人們將欖果念珠藤放在每一個爲拉卡所建的祭壇上。

  這種植物的神聖面向有一個有趣的例子，就是人們認爲，如果你在某個地方聞到欖果念珠藤的香氣，卻沒有看到這個植物，那麼附近必定有間古夏威夷神或女神的神廟。

- **露兜樹／林投樹**（Hala, *Pandanus odoratissimus*）：是波里尼西亞的常見植物，也在古老夏威夷的芳香魔法中使用。人們認爲雄花的香氣能喚起性欲，因此早期女性用花朵的香氣來激勵男人。更細緻的用法，像是用露兜樹的花粉爲油或衣物增加香氣，以達到催情的目的。

- **樸基阿偉**（Pukiawe, *Styphelia Tameiameiae*）：發現於這些火山島的高海拔地區，早期用於維繫生命的用途。卡布（kapu，意即禁忌）系統於一八一九年崩潰前，首領不能夠與平民往來，否則會觸犯嚴格的卡布，許多平民因此而喪命。然而，首領卻可以暫時打破禁忌。他將自己關在一個小帳蓬裡，一個卡胡納（kahuna）魔法師在帳蓬裡燃燒檏基阿偉，輕煙升起的同時吟唱祈禱，將卡布解除。這是少數我在夏威夷能找到的燃香使用案例之一。

古文明的芬芳

全世界的人，包括非洲、亞洲、歐洲、澳洲、南美洲與大西洋群島，還有前面討論過的區域，都運用芳香植物的力量在生命中創造特定改變。這些改變如創造與神明的靈性連結、吸引愛或伴侶、提高性欲、在儀式前淨化身體、療癒疾病，還有防禦負能量。

魔法芳療自從最早期的幾個偉大文明開始，就以不同的形式與我們同在。它和人類第一次聞到花朵美妙氣息、認出它源自偉大自然之母純粹能量的那一刻一樣古老。

3 天然的香氣植物

魔法芳療運用了三種芳香材料：新鮮植物、乾燥植物、精油。在這裡我們討論前兩種，下一個章節則會探討純正精油。

新鮮香氣植物

新鮮的植物內含巨大能量。一小叢開滿花朵的灌木叢，就能對四周散發強大的芳香力量。所以採集下來的細條、葉片與花束也一樣。

因爲新鮮的藥草所含的精油並未在乾燥的過程中揮發掉，對許多類型的魔法芳療來說都很理想。在乾燥過程中會散失香氣的花朵，就必須使用新鮮形式的材料或是精油。

這些魔法芳療植物，大多可以種在家中的花圃或容器裡，這是保證魔法芳療材料有穩定供應的好方法。如果你居住的地方冬天很冷，可以考慮把一些植物種在花盆裡，這樣能搬到室內避免霜害。你可以查查附近的苗圃來找到種子或幼苗。

以下，是一些你可能會想種植的植物，它們全都最好能以新鮮的狀態使用（雖然有些可以用乾燥的，更多特定植物的資訊請見本書第二部）。標上一顆星號（＊），代表應該用新鮮植物；標上兩顆星號（＊＊），代表必須只用新鮮植物或精油。

羅勒（葉）	繡線菊（葉）
月桂（葉）	胡薄荷／普列薄荷（葉）
洋甘菊（花）	胡椒薄荷（葉）
貓薄荷（葉）	迷迭香（葉）
脂香菊（葉）	鼠尾草（葉）
蒔蘿（果實「種子」、葉）	車葉草（葉）
尤加利（葉、種子莢）	西洋蓍草（花）
甜茴香（果實「種子」）	＊蘋果（花）
蛇麻草／啤酒花（花）	＊檸檬薄荷（葉）
薰衣草（花）	＊金雀花／鷹爪豆（花）
檸檬香茅（葉）	＊金盞花（花）

*康乃馨（花）	*木蘭（花）
*曇花（花）	*馬鬱蘭（葉）
*黃水仙（花）	*瓜果（果實）
*小蒼蘭（花）	*銀合歡／金合歡（花）
*梔子花（花）	*艾草（葉）
*大蒜（蒜瓣、花）	*水仙（花）
*野薑花（花）	*旱金蓮（花）
*忍冬（花）	*洋蔥（球莖）
*風信子（花）	*甜橙（果皮）
*牛膝草（花）	*西洋芹（葉）
*檸檬（果皮）	*松（松針）
*檸檬香蜂草（葉）	*雞蛋花（花）
*紫丁香（花）	*芸香（葉）
*百合（花）	*綠薄荷（葉）
*鈴蘭（花）	*蜘蛛蘭（花）

*非洲茉莉（花）	**天竺葵（葉）
*甜豌豆（花）	**薑（根）
*百里香（葉）	**茉莉（花）
*晚香玉（花）	**檸檬馬鞭草（葉）
*鬱金香（花）	**萊姆（果皮）
*睡蓮（花）	**玫瑰（花）

想要一個花開滿園的庭院嗎？買幾個球莖，細心照顧到春天，它們會綻放出芬芳之美。這種方式很容易應用在水仙、黃水仙、小蒼蘭、風信子與鬱金香上。

如果花園不是你的願望，還有別的方式可以獲得新鮮植物，許多花店販賣的花朵有魔法效力。不過，有些植物像是玫瑰和康乃馨，爲了提高生命力、外觀與顏色這三種要素而育種，因而失去了香氣。所以，許多溫室的花朵香氣都很微弱，在買之前用鼻子確認一下。

你很可能認識一些有種植植物和花朵的朋友。那位玫瑰花園的綠手指怎麼樣？還是那位在廚房窗邊擺放好幾盆羅勒與迷迭香的美食家？若是這些藥草的需求浮現，就跟他們要一點，不需要透露跟他們要的理由。

灑過合成（或化學）殺蟲劑的植物不能夠直接拿來聞。如果你要玩園藝，就用好的有機園藝書都會寫的天然除蟲方式。使用朋友的藥草前，問問這些植物是不是「乾淨」。有機培育的植物不但最好，實際上也是必要的。

你的第三個選擇是什麼呢？買。下列的新鮮水果及藥草，經常可以在雜貨舖或農夫市集買到（各地有許多商店都販賣新鮮藥草）：羅勒、蒔蘿、大蒜、薑、檸檬、萊姆、瓜果、甜橙、西洋芹、迷迭香、鼠尾草、綠薄荷（常被當成「薄荷」賣）、百里香、洋蔥等等。

以上還不包括許多食品店及市集攤位，現在也會供應的新鮮花朵。

如果這些都失敗了，就到公園或植物園，觀想並吸聞花朵或葉片的香氣來創造你需要的魔法轉變吧！但不要摘下來唷！

乾燥植物材料

在魔法芳療中，許多更少見的工具只能以乾燥的形式取得。我不認識有人的後院有丁香樹，或是花園裡有檀香。

再次提醒，現代化的食品雜貨店爲曾經要價不斐的香料與藥草提供了廣泛的選擇，通常裝在密封玻璃罐裡，標價也很高。這些用在魔法芳療中是可以的，但還是詢問一下本地藥草舖，可以有更實惠的價格。別的來源還有民族食品店（中國、印度、中東店舖都提供多樣的稀有香料與藥草），以及中藥店。

可以乾燥形式使用的植物如下。少數必須乾燥、炮製或事先處理的，以星號（*）標示：

茴香	*肉豆蔻皮
杜松	藏茴香
羅勒	*肉豆蔻
薰衣草	小豆蔻
月桂	*橡樹苔
香茅	貓薄荷
*黑胡椒	*廣藿香
馬鬱蘭	*雪松
洋甘菊	胡薄荷／普列薄荷
繡線菊	芹菜籽
*樟樹	*胡椒薄荷

*肉桂	鹿舌草
迷迭香	*零陵香豆
*丁香	蒔蘿
*番紅花	*香草
*咖啡	甜茴香
鼠尾草	*岩蘭草
*古巴香脂	*大高良薑
*檀香	*沉香
芫荽	蛇麻草
綠薄荷	車葉草
小茴香	*鳶尾花
*八角	西洋蓍草

大部分的藥草商是值得信賴的，他們不會隨意混摻瓜代，只有少數店家不知是無心或有意，有時會販賣標示錯誤的藥草。

我們所居住的世界，不再以木雕的肉豆蔻當成眞品來魚目混珠了——那是在四百年前，當時它們和鑽石一樣値錢，不過小心選購藥草還是値得的。

現在這個年代，遠渡重洋來自異國的芳香寶藏，只要花一點錢就可以買到。乾燥藥草在魔法芳療的施作中是很重要的部分，與新鮮藥草和精油一樣重要。

4 精油使用二三事

精油不是油，它們不黏膩，通常像水一樣清爽、易消散，這些特質都和油極爲不同。精油是易揮發的芳香物質，自然形成於某些植物之中。正是這些物質，爲玫瑰、大蒜和有其他香氣植物帶來獨特的氣味。

精油的來源是植物材料（編按：花朵、枝幹、種子或葉片等等），它可以透過幾種方式取得，但是這些方式大多成本高昂、具有危險性，最好交給專家。換言之，精油事實上是不可能在家中製造的。

我應該說明清楚的是：精油是由天然的芳香植物材料蒸餾或壓榨產生。薰衣草精油萃取自薰衣草，不是來自一種聞起來像薰衣草的植物。而且，人工香精絕對不是精油。

大眾對於精油有著很大的困惑，然而答案其實很簡單。如果「茉莉花油」是在實驗室裡由化學家製成，將適當的化學成分結合來仿造茉莉的香氣，那它就不是精油。

許多通路販賣的合成「精油」，絕不可能從活生生的植物組織中形成。不幸的是，百分之九十九在美國販賣的「魔法油」都是這種廉價、容易製造的成分。

在魔法芳療中，必須要使用純正精油，人工香精是沒有效用的。這不是在抗拒科技，而是對合成「精油」侷限性的簡單陳述。

由植物材料製成的眞正精油，含有萜烯（terpines）、醛（aldehydes）、酮（ketones）、醇（alcohols）及其他形成植物香氣的成分。由於精油誕生於植物，它們直接連結大地。這種受泥土、太陽與雨水滋潤的精微能量在精油中振動。而由於我們也屬於大地，同樣有著這份連結，我們可以將自己內在的振動與精油內的振動結合，來創造出所需的改變。

精油是植物能量的濃縮。整體來說，精油的濃度是其原始植物的五十到一百倍。所以，精油是強大的自然能量儲存庫。

純正精油可能會由好幾百種特定成分（天然化合物）組成。例如，玫瑰精油就包括了大約五百種成分，彼此和諧地存在於精油中。是這些成分爲精油帶來香氣，以及改變身心靈能量的狀態。

把含正確成分的精油，以正確方式混合，大部分無毒且易被身體吸收——吸聞時通過鼻腔和肺臟，按摩時透過皮膚，內服時透過消化道；人工香精不可以拿以上任何一種方式使用。

不僅如此，純正精油還有一種人工香精沒有的美學特質。打開一瓶寶貴的西洋蓍草精油，它的香氣會把你環抱入其能量之中，完美的結合，幾乎接近果香，你的身體和心靈都將歡迎它的存在，沒有刺鼻、粗糙的味道來干擾你。

就另一方面來說，人工香精與大地是沒有連結的，在魔法上它們是「死的」。爲了創造它們，科學家們只混合了那些模仿純正精油香氣所必須的材料，結局通常是贗品的拙劣仿冒。

若要學習使用眞實產物的重要性，比較玫瑰精油（蒸餾萃取）以及玫瑰香精是很好的一課。人造玫瑰香精的甜味，讓人不舒服、刺鼻、容易引起頭痛。眞正的玫瑰精油聞起來，則好像在瓶子裡種植著一大片花田，帶來撫慰、寧靜的能量，而且它是活生生的。

純正精油通常以毫升爲單位來販賣，價格由低到高不等。一瓶九或十毫升最常見的精油（檸檬、迷迭香、佛手柑），價格大約在十美元以下。最昂貴的精油（玫瑰、橙花、西洋蓍草和茉莉）常常以一到兩毫升販售，每瓶通常賣到五十美元以上。以下的表格是毫升和盎司之間的大約換算，好讓你能對這些容量有個基本概念（因爲在美國這種計量系統較不通用）：

一毫升＝三十分之一盎司
二毫升＝十六分之一盎司
四毫升＝八分之一盎司

十毫升＝三分之一盎司

十五毫升＝二分之一盎司

雖然許多純正精油要價高昂，但使用的劑量較少，整體的花費其實算低的。精油濃度那麼高，只要滴一滴在棉花球上，就已經足以產生魔法芳療的效果了（更多精油用法請見第一部的「魔法芳香療法入門課」章節）。

要判別精油真假並不容易，但仍有個重要的判別標準。我在這章的最後列出純正精油一般的零售價格幅度，「茉莉精油」如果標上三美元的標籤，就能確定它是實驗室而非大地之母的產物。

真正的測試是嗅聞。我們大部分的人一生中都沒有接觸過純正精油，但不需要花很長的時間就可以建立一組可辨認的香氣。只要練習，我們很快就會有能力分辨純正精油。就算是沒受過嗅覺訓練的鼻子，通常也能從真品中分辨出廉價的仿製品。

該從哪裡買到精油？我建議你，尋找值得信賴的商家。

在你入手精油之後，要小心地存放。如果沒有妥善保存的話，精油很快就會變質。以下是純正精油的敵人：

● **光線：**精油（永遠裝在遮光瓶中販賣）應該避開陽光。

● **熱源：**絕對不要將精油放在暖氣、爐火、壁爐、點燃的蠟燭，或其他熱源附近。

● **空氣：**把蓋子蓋緊，蓋子打開絕對不要超過幾秒鐘。

● **濕氣：**浴室是存放精油最糟的地方，放在涼爽、乾燥的地方，精油才可以保存較久的時間。

雖然各界看法不一，但大部分的精油應該都能保存一至三年。

精油販賣時，通常是裝在有滴口的小瓶子裡，以便節制精油用量，避免一次倒出太多。

請記住：這是植物高度濃縮的精華，絕對不能直接喝。特別是如果你有過敏傾向，更要小心（請參見本書第三部分「精油的危險性」章節）；此外，要確保精油遠離小孩和寵物。

對於正統的整體性芳香療法來說，純正精油是極為重要的。而在魔法芳療中，精油很適合與萃取它們的原始植物併用。例如：在隆冬裡，每株迷迭香都被白雪覆蓋，但只要打開一瓶迷迭香精油，就能從它的香氣得到一樣的好處。

某些精油雖然平價，卻是由幾千里外種植的花朵和植物所製成的。儘管相隔遙遠，我們不可能摘下新鮮的依蘭花來幫我們尋找愛，但是到處都能買到它的精油。精油的可取得性，是使用精油的另一個好處。

你如果還沒體驗過純正精油，一定要買一些來試試，你可能會被這小小的棕色瓶子中蘊含的力量和能量所震撼。

精油價格比較

星號示意（編按：越多顆星代表越昂貴）：

＊＝每十毫升低於十美元

＊＊＝每十毫升十到二十美元

＊＊＊＝每十毫升二十到三十美元

＊＊＊＊＝每十毫升三十到五十美元

＊＊＊＊＊＝每兩毫升超過五十美元

＊＊＊＊＊＊＝極爲昂貴

備註：零售價範圍是目前（編按：作者出版此書時）主要的美國精油供應商目錄之平均

值。真正的零售價格依據市場、可取得性以及其他因素而波動。括弧中，有某些精油的常用名稱。

*安息香	*檸檬
*佛手柑	*檸檬香茅
*樟樹	*綠花白千層
*大西洋雪松	*甜橙
*維吉尼亞雪松	*玫瑰草
*丁香	*廣藿香
*芫荽	*胡椒薄荷
*尤加利	*苦橙葉
*甜茴香	*松
*天竺葵	*迷迭香
*薑	*鼠尾草
*薰衣草	*百里香

*岩蘭草	***檸檬馬鞭草（馬鞭草）
**黑胡椒	***沒藥
**羅馬洋甘菊	****小豆蔻
**快樂鼠尾草	*****西洋蓍草
**絲柏	*****茉莉原精
**乳香	*****脂吸法茉莉精油
**杜松漿果	*****橙花
**法國馬鬱蘭	*****玫瑰原精
**檀香	******玫瑰奧圖
**依蘭依蘭	******檸檬香蜂草
***德國洋甘菊	

5 魔法芳香療法入門課

就本質上說來，魔法芳療是觀想、吸聞精油或植物的香氣，並且程式化個人能量的過程。這一章會探討觀想的藝術，還有吸聞香氣的各種方法。讓我們開始吧！

香氣的來源種類

有一些方式可以運用，而大多取決於芳香植物材料的形式：新鮮花朵、新鮮葉片，乾燥花朵、葉片、種子與木材，以及精油。

新鮮的花

可以是買來的，或是自己種的。如果你要自己採收，請帶著愛，不要魯莽地摘下花朵，或是興高采烈地拿冰冷的刀片切斷它們的莖。要記得，植物是大地的孩子，有著賦與我們身體力量的同樣能量。就某個意義上說來，植物是我們的表兄弟姐妹，所以採收的時候要意識到它們的奉獻。溫柔地切下，爲親株獻上一小枚寶石或硬幣——如果你願意的話。

將新鮮花朵，放置在盛著乾淨的水的容器中。香氣濃的花最好能在太陽升起前採收，因爲那時精油的成分最高。有些花如茉莉或晚香玉，在夜裡釋放更多香氣，也是收集和使用它們的好時機。

你如果打算用花朵施行同樣的儀式幾天，它們枯萎的時候要用新鮮的來取代（最好能將用過的埋起來）。甚至不需要摘下這些花朵，如果它們長在隱祕的地方，只要跪或坐在旁邊進行簡短儀式就可以了。

新鮮的葉

有些植物的葉片最好在新鮮的狀態下使用，例如羅勒和迷迭香。依據上述的方式採收這些植物，放在新鮮的水中。

乾燥的花、葉、種子和木材

這些材料無需採集，但可能需要簡單地處理，讓它們完全釋放香氣。輕輕地用缽和杵或兩塊石頭（在石頭下墊一張紙來承接碎屑）研磨香料如丁香和小豆蔻。

葉片和花朵，在手指間（要先洗手）磨擦來讓它們破碎。大部分的木材，如雪松和檀香，香氣都很濃郁，不需要再粉碎。如果不夠香，用磨砂紙磨幾秒。

不管用的是什麼方式，魔法芳療需要的量極少（不多於一茶匙的粉末或是磨過的材料）。如果有明顯、強烈的香氣出現，代表你的處理已經夠了。

精油

最簡單的方法就是把瓶子打開來聞，但要是灑出來，可能會浪費一大筆錢（例如五十美元的茉莉精油灑在你家地毯上），那絕對會加速這昂貴寶物揮發。以下有幾種可行的方式：

1. 滴一到三滴精油在一小團棉花球上（千萬不要用合成纖維化妝棉！），應該就能滿足你的需要。對於極昂貴的精油，如玫瑰、茉莉、西洋蓍草，一滴足矣。爲什麼呢？因爲這些香氣非常強而有力，更何況一瓶兩毫升的茉莉精油現在要價五十美元，你不會想要浪費一滴二到三美元的精油吧。棉花球沾有香味之後，把它放到鼻子前面。
2. 如果沒有棉花球，你也可以用乾淨、剛洗過的手帕，就只要在手帕中間滴幾滴精油。不要用添加過多香氣的商業化學皂洗過的手帕，你可以用無香精的卡斯提亞橄欖皂來手洗。在儀式中，將手帕有香氣的部位放在鼻子前面。

3. 許多商家有賣插電的精油擴香儀。擴香儀是可以自動將精油的香氣與能量傳播到空氣中的小型儀器。由於精油不會接觸到熱氣，不會破壞或改變它的特性。擴香儀對於特定的儀式，或將精油能量傳遞到整個家中很有幫助；對於保護、愛、健康與淨化的功效，特別適用。使用擴香儀時，只要將幾滴精油滴入玻璃的「噴霧器」裡，讓它運作就行了。

4. 精油燈（具有兩個部分的陶瓷品）也能將精油傳送到空氣中。雖然爲了達到這個目的，加熱的過程可能會讓精油產生變質，但整體來說效果仍令人滿意。將半杯水加到頂部，在下方點個小的蠟燭，將頂部放上去，滴幾滴精油在水中。在水微熱後，會散播香氣。站或坐在精油燈旁邊，吸聞香氣，同時觀想。精油燈和擴香儀一樣，會散播精油的香氣（以及能量）到較大的區域。較重的精油（如檀香和廣藿香）揮發率較低，使用精油燈效果不好，但其他大部分的香氣表現都不錯。

5. 在非金屬材質的鍋中，將蒸餾或淨化過的水加熱至沸騰。將水注入隔熱的大碗中，加幾滴精油，吸聞這有能量的芳香蒸氣，同時觀想。

6. 這本書中所列的精油，有些可以用在泡澡。但不要實驗將奇怪的精油加到洗澡水中，有些精油對於黏膜和皮膚刺激性極高。你可不會希望，魔法浴得到又癢又灼熱的結果。最好避免柑橘調的精油（甜橙、苦橙葉、檸檬香茅、檸檬馬鞭草、檸檬香蜂草），以及強烈的香料（丁香、肉桂、肉豆蔻）。

水量約半浴缸或更少就夠了，入浴之前，一滴一滴地將精油加進去，精油才不會因水的熱氣揮發掉。大部分的泡澡，六到十滴就足夠了。

在入浴後，放鬆並觀想。

觀想的技巧

這是我們大部分人，每天都在做的簡單又自然的過程。舉個例子，想像你在清晨醒來，看一看時鐘，一邊笑著一邊回去睡覺。這就是觀想。或是，在你的視覺心像中，看著自己突然在皮包或皮夾裡，發現一張五十美元的大鈔。那也是觀想。

觀想是一門創造心智畫面的藝術。心智對話（例如想著：「噢！如果和一個愛我的人談戀愛不是很棒嗎？」）不是觀想。「觀」（visual）這個字，指的是畫面而非文字。

每一個新發明、每一件我們穿著的衣物，每一樣人類曾經創造的事物，都是觀想的產物。創作者的腦海中浮現或形成一個畫面，這個畫面透過雙手和原始材料，轉譯進入物質實相中。

在魔法芳療中，我們對於所需的改變要先有個心智圖像，不論是財富、愛情、健康、保護等等。我們用想像力作畫，創造一個心智的畫面，獨特地濃縮了我們想達成的結果。雖然本書第二部分有許多特別的實例，但這裡也有些你能開始做的。

●**平靜**：當你苦於壓力、情緒上煩擾或是江郎才盡時，看著自己（記得，不要在腦海中重述形容這個畫面的句子）滑進溫暖、撫慰的河中，或站在一道溫柔的瀑布底下。水拍打你的身體、精神與靈魂，紓解你的緊張，鬆開你的肌肉，放鬆你的中樞神經系統。看著並感覺平靜沖刷過你，吸聞增長這個狀態的香氣，在香氣運作魔法時繼續觀想。

●**金錢**：如果你沒錢了，觀想自己兌現大筆支票，將錢存進銀行戶頭，或放進家中保險箱——如果你有的話。（記住，別光想「哇！現在我有很多錢了！」）

●**愛**：如果你需要一份雙方都滿意的關係，觀想自己在對方的臂彎裡享受寧靜的散步、性以及其他你聯想到愛的事。不要想你昨天在辦公室遇到的男人或樓下那個可愛的女生，不要觀想一個特定的人，只要看見你與另一個人在一份幸福的關係裡。

每天觀想，觀想就會愈來愈容易。你可能會對意識心智的能力感到驚訝。

允許改變發生

如果我們允許自己接受新能量，魔法芳療會顯現出最強力的變化。要是我們觀想並吸聞香氣，卻同時頑強地抓住舊的心智設定和方式，那就是在為自己設定挫敗。

如果你對愛一直有著負面的觀點，在進行吸引愛的儀式之前先清理這些思想。如果你擔心錢的問題或責任，把它們轉變為對挑戰的渴望。如果你一直在虐待自己的身體，真的是自討生病，在你施行健康或療癒的儀式前改變你的習慣與生活模式。

預防勝於療癒

預防肯定勝於治療。在耗竭、走下坡生病前，做個簡單的健康儀式，好過等著做療癒儀式。在錢用光之前，擴展財富。在感覺緊張到難以忍受程度的一開始，就用平靜的香氣來安撫沮喪的攻擊。看著自己和你的生命，堅定地自我評估，在問題發生前就用魔法芳療做預防。

何謂魔法芳療？

這是一種利用天然有機的香氣以及我們心智和身體的能量，共同運作而成的簡單魔法形式。這並非超自然的施作。魔法芳療的每個步驟是如何作用，還沒有完全得到解釋，但這並不影響它的效力。

還有什麼比我們自己，以及周遭的植物香氣更自然的呢？

注意過敏反應

有些精油與香氣植物，可能會對某些人造成過敏反應。舉例來說，如果你知道自己對玫瑰過敏，就一點也不要聞花朵或是玫瑰精油。

如果你發現對某種香氣有嚴重的反應，只要停用就好了，總會有別的可以替代。（查閱第三部分尋找替代品）。

注意精油的危險性

魔法芳療中，唯一眞正的危險來自某些精油。要記住，精油是植物高度濃縮的形式。鼠尾草是一種常見的調味料，然而其精油含有有毒成分側柏酮（thujone）。艾草、甜茴香、馬鬱蘭、胡薄荷／普列薄荷、芸香等精油，都已經被認爲有危險性，所以不要使用。懷孕的婦女對其中許多精油應該特別小心。（更多資訊請參見本書第三部分「精油的危險性」。）

還有記得：絕對不要直接內服任何精油！

下課之前

正如前述所提到的，魔法芳療目的並不在治療嚴重的病症或情緒——你需要尋求具專業資格的健康指導者來治療那些問題。芳療師（受過使用精油與按摩完整訓練的人）的療程往往可以和正統醫療相輔相成，獲得很好的療癒成果，甚至在某些案例當中可以取代正統醫療。

總結來說，魔法芳療是一種很有價值的工具，一種自然的施作，能夠以地球的香氣能量碰觸我們的靈魂。這是一門古老的藝術，只在困難的時刻浮現，帶來來自花朵與珍貴精油的希望。

願你運用它，在你的生命中顯化正面、需要的改變。

第二部

應用篇：
102種植物的
魔法屬性

以下是一百零二種自然香氣材料——新鮮藥草、乾燥藥草與精油的魔法屬性。就像我之前的書籍，我一樣爲這一部分訂下了嚴謹的架構：

● 植物名稱
● 拉丁學名（用來辨別推薦使用的確切植物，例如：許多苗圃販賣各種「茉莉」，但只有少數是眞正的茉莉。）
● 英文別名（這種植物或精油爲人所知的其他名稱。）
● 使用部位（花、葉或精油）
● 主宰行星
● 主宰元素（更多行星與元素的資訊，參見本書第三部。）
● 魔法效用（這種香氣效果的特定範圍。）

以上資訊，皆會條列在香氣植物之魔法用途的描述短文之前。少數香氣，還會增列最後這一段：

◆ 警告（這只會依需要出現。正如在第一部「魔法芳香療法入門課」中所提到，如果不正確地使用某些精油和新鮮植物，可能會有危險。）

請記得，這裡的許多資訊都是個人化的。如果我對某種香氣的連結和儀式建議與你的不同，請自由地予以變更。

我們對香氣可能有極爲個人化的情緒反應。在我最近教授這個主題的一堂課上，有個男人說，沉香的味道很像紐約計程車的後座。對他來說，這在促進靈性上是沒有幫助的。

在另一個個案當中，橙花精油的香氣爲一個女人帶來安撫和照顧的感受，因爲她的母親曾經幫她用橙花香的香皀洗澡。

所以閱讀以下的資訊時，請體驗香氣本身，並留意它們的效果——尤其是在情緒的向度，依此來使用它們。

此外，記住只用你享受的香氣。例如，吸聞羅勒的氣味來創造金錢是沒有意義的，如果你根本不喜歡它的話。

也要傾聽你的身體。不要使用會導致過敏反應的植物或精油。

我已經刻意避免在這一部分中，納入稀有或是完全無法取得的植物或精油。所有列出的這些香氣植物，不論是鮮花、幼苗、精油或乾燥材料，都很容易購買得到。

這第二部分可以直接閱讀，或是當成隨手查閱的參考資料。這裡包含的資料與第三部分的內容也可以相互參照來讀。

歡迎來到我的花園。歡迎來到魔法芳療的探險之旅！

1 蘋果（Apple）

- 學名：*Pyrus malus*
- 使用部位：新鮮花朵
- 行星：金星
- 元素：水
- 魔法效用：愛、平靜、幸福

當光禿的蘋果枝條綻放出粉紅色與白色花朵，魔法便快速地瀰漫在空氣中了。新鮮蘋果花細膩鮮甜的氣息永遠讓人著迷，也許部分的原因即在於，我們無法將蘋果花製成純正精油，每一年只有短短幾個月可以享用這種香氣。

記得在我成長的時期，爸爸在後院種了一顆蘋果樹，那是我第一次認識到這份甜美的氣息。

如果你能找到蘋果樹，在它開花時，特別是你沮喪的時候去親近它們。吸聞這貝殼形的花瓣所散發的氣息，等於吸聞了平靜、滿足、自在的心情，它可以讓你遠離憂鬱。在嗅聞時觀想一下，這氣息洗滌了你所有負面的念頭，在吐氣時將它們釋放。

這個香氣，很適合用來促進對自己與他人的愛意。從樹上砍下開花的枝條似乎有點殘忍，你不妨摘採一些花朵來嗅聞，直到它們枯萎。摘花時，要對樹說出感謝的禱詞；當花朵枯萎時，再把它埋在樹下的泥土裡。

所有你可能在商店裡看到的「蘋果精油」，都是人工合成的。

2 羅勒（Basil）

● 學名：*Ocimum basilicum*
● 使用部位：新鮮葉片、乾燥葉片
● 行星：火星
● 元素：火
● 魔法效用：意識心智、幸福、平靜、金錢

從熟悉的松子青醬中知道羅勒這種藥草的人，可能會對它背後豐富的歷史感到驚訝。在印度，從前去世的人要埋在家中的地板下，人們會把一罐羅勒放在窗台上，以去世者的名義來照顧，葉片辛香的氣息很自然地轉變空氣的味道。

然而羅勒傳入歐洲後，被人們以懷疑的眼光看待。卡爾培波（Nicholas Culpeper，請見參考書目，編按：公元一六一六年到一六五四年，英國植物、物理及占星學家）在其著作中寫

道，曾有一個男人因為太愛聞羅勒的味道，最後腦子裡養出了一隻蠍子，這可能是一種頭痛，只因為用了過量強烈氣味才引發。

在西印度群島，人們將羅勒泡水，然後用這種有香氣的水灑在店鋪周圍，吸引買家與好運。羅勒可以以新鮮或乾燥的形式被使用。羅勒有豐富的辛香氣味，許多當代的芳療師都同意，它能激勵意識心智，清新振奮，特別是減輕用腦過度的疲憊。

所有香料的氣息都能助人做出明智的決定，帶有醒腦特質的羅勒就非常適合用於這個目的。在清醒頭腦的同時，簡單地捻碎一片葉片，嗅聞它的氣息，正確的道路會向你展現。

羅勒的香氣絕對可以提振你的精神，光是吸聞它的氣息，就能讓人停止繼續悲觀和緊張下去。早在十六世紀約翰．傑拉德（John Gerard）就寫道：「羅勒的氣味帶走了悲傷，讓人喜悅歡欣。」當你遭遇憂鬱侵襲時，就召喚羅勒的能量吧！

長久以來，羅勒在魔法的應用上，一直都與金錢有關。要吸引財富滾滾來，就吸聞這個氣味，並且觀想你的荷包鼓鼓，銀行帳戶湧現更多的存款餘額，或是任何你聯想到金錢的意象。

這種香氣，據說也能減輕頭痛（雖然對那個大腦裡有一隻蠍子的傢伙來說不怎麼適用），並且能刺激食欲。

◆**警告：**不要內服羅勒精油。近期研究指出，羅勒精油可能具有毒性。

3月桂（Bay）

●學名：*Laurus nobilis*
●使用部位：精油、新鮮或乾燥葉片
●行星：太陽
●元素：火
●魔法效用：靈性覺知、淨化

長久以來，希臘人用這種歐洲原生種的葉片來爲勝利者加冕，但是我們大多數的人，則是以調味香草的身分來認識它們。我還記得小時候，在我媽的燉菜裡看到一片月桂葉，暗想著這該不會是從窗戶被風吹進來的吧！

月桂葉的氣息，總是那麼鮮明、活潑。不論是個人或集體想要提升靈性覺知，只要弄皺一片新鮮葉片，或壓碎一片乾燥葉片，或是滴幾滴精油在棉花球上，舒服地坐在椅子上或是地板上。放鬆你的身體和意識心智，吸聞這個香氣——和希臘的德爾菲神諭相同的氣味。觀想你的意識心智放鬆了對靈性心智的掌控，允許這個氣味穿透你的存在，將靈性覺知召喚前來。

在你將自己的兩種心智連結之後，你將會知道你需要知道的一切。

月桂還有另一種使用方式，當你感到內心藏污納垢，或是希望爲生活帶來正向轉變時，吸聞這個香氣。觀想它的氣息爲你的心進行一場大掃除。這將會帶來強而有力的能量場淨化。

4 安息香（Benzoin）

● 學名：*Stayax benzoin*

● 使用部位：精油

● 行星：水星

● 元素：風

● 魔法效用：身體能量、魔法能量、意識心智

這是我在研究魔法的過程中，最早開始使用的香氣之一。它的精油，帶有一種溫暖、甜美、香草般的氣息。它是深色、厚重、濃稠的，不同於其他大部分的精油，安息香會在紙上留下如油漬般的印記。吸聞安息香精油，能重新活化身體機能。在你需要聚精會神、全力拚搏的重要時刻，它絕對是你非常理想的夥伴。

透過吸聞安息香精油所增加的生物電能，可以在吃重的魔法實作中利用，例如保護家或是車子。一般來說，任何爲物質身體充電的香氣，也會帶來更大的魔法能量儲備。

就如同羅勒，安息香的香氣一樣能激勵意識心智。

5 佛手柑（Bergamot）

● 學名：*Citrus bergamia*
● 使用部位：精油
● 行星：太陽
● 元素：火
● 魔法效用：平靜、幸福、充分的休息及睡眠

佛手柑生長在充滿陽光的義大利沿岸，以及地中海其他周邊區域。它是一種小型的水果，散發著一種柑橘調的香氣，簡妮．羅絲（Jeanne Rose）用「好吃」來形容它，而我欣然同意。

佛手柑精油對疲倦的神經系統與飽受壓力的身體，是一劑莫大的安慰。它也提振了我們非物質的那一個部分——我們的靈魂，如果你想這麼稱呼的話。吸聞這個香氣，甚至不需要觀

想，就能釋放掉占據我們生活當中大部分時間的沮喪和緊張。

夜晚時，吸聞這個氣味，可以創造充分的休息及安穩的睡眠。

眞正的佛手柑精油，在製作商業香水時是個長期使用的成分，不過它時常和檸檬薄荷（見下一項）混淆。

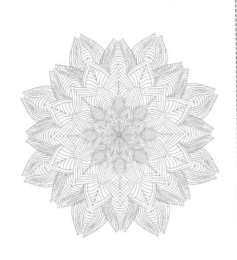

◆**警告**：佛手柑精油不宜直接塗抹在皮膚上，因為它會使皮膚加速曬黑，可能導致曬傷。

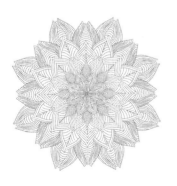

6 檸檬薄荷（Bergamot Mint）

- 學名：*Mentha citrata*
- 英文別名：Bergamot Orange, Orange Bergamot
- 使用部位：新鮮葉片
- 行星：水星
- 元素：風
- 魔法效用：身體能量、財富

這種漂亮的植物散發著一股清爽、柑橘類的香氣。聞一聞它，並且觀想，可以強化身體（以及魔法）的能量。這份香氣能讓人煥然一新，而且這並不難做到。

要增加進入你生命中的金錢之流，並確保你能聰明理財、冒險投資、賺得更多，就聞一聞檸檬薄荷，同時觀想自己正在做出正確的財務計畫，堅守預算，歡迎並允許金錢進入你的生命。

有一則魔法這麼教導我們，在花錢之前，將檸檬薄荷葉揉擦在紙鈔上，以確保它會再回來。試試看吧！吸聞檸檬薄荷的香氣並進行觀想。

7 黑胡椒（Black Pepper）

- 學名：*Piper nigrum*
- 別名：胡椒
- 使用部位：乾燥果實、精油
- 行星：火星
- 元素：火
- 魔法效用：頭腦警醒、身體能量、保護、勇氣

在這本書裡發現有黑胡椒，你可能會感到很驚訝，但是多數人可能都知道它含有強烈的香氣。被這香草的粉末嗆到，可是會讓人猛打噴涕的，但是用缽和杵壓碎幾顆黑胡椒果實——或是快速地從瓶子裡聞一下眞正精油——就不會有這樣的後果。

事實上，精油雖然有著胡椒的鮮明尖銳，卻也有著一種幾近甜美的基調。這種強而有力的香氣有助於使頭腦感官變得敏銳，幫身體充電。你不妨聞聞這種精油來保持清醒，特別是在開夜車的時候。

此外，黑胡椒較不爲人所知的特質，就落在魔法的領域裡。它的保護特質在結合觀想之後，非常有效。這裡推薦一個使用方法：

你在暗巷行走或突然遇到一個危險的情況時，身上恐怕不會剛好帶著一瓶黑胡椒精油。然而，你可以在之前，就採取一些步驟來構築自己的保護能量。這些能量可以驅散任何種類的負面能量，甚至是來自可能的攻擊者。

在白天，當你獨自一人時，壓碎三或四顆胡椒粒，或是滴兩滴黑胡椒精油在棉花球上。觀想有一個強力的漩渦，圍繞在你的身體周圍，一道如此強而有力的靈性能量能擊退任何來犯的負面能量。在你觀想這個畫面時，聞聞這溫暖、具保護特質的氣息。在你的意識心智中，融合這個香氣與你的觀想，維持十五到三十秒。

一天觀想一次，持續一週。當危險出現，回想這股香氣與觀想。

此外，在撥打一通重要的電話，面對群眾，或是進入任何可能讓神經緊繃的情境之前，先聞一聞黑胡椒香氣。帶進黑胡椒的力量，你將能走過困難的時期，它會明顯地提升你的勇氣。

8 金雀花／鷹爪豆（Broom）

● **學名：*Cystisus scoparius***
● **使用部位：新鮮花朵**
● **行星：火星**
● **元素：火**
● **魔法效用：家的保護、淨化、平靜**

在花圃裡，可以看到各式各樣的金雀花。黃色金雀花的甜美香氣令人深感愉悅，其實它多元的魔法能量更是超乎我們想像。

金雀花可以用於家的保護。帶著感謝的心情，從植物上採集新鮮花朵。將它們放在一罐水中，放在房子裡；站或坐在它們前面，吸聞這可口的香氣。觀想你的房子是個受到保護、安全的地方。感覺並視覺化來自花朵的能量移動進入你的內在，與你自身的能量合一，然後向外發散（也許是從你向外伸展的指尖），擴散進入牆壁和大門，形成圍繞你家的堅實堡壘。把花朵留在家中，持續用保護能量庇護你家。或者，嗅聞它來增強你自身的防護。

新鮮花朵的甜美香氣，也可以淨化我們的思想過程、身體與靈魂。爲了這個目的，你不需要將花朵摘下來，只要向低矮的植株彎下腰來，或是坐在旁邊的泥土上，聞一聞就可以了。

金雀花還可以爲你帶來平靜。吸聞新鮮金雀花的甜美氣息，讓它增添你內在的平安與祥和。你可以在房子的每個房間裡擺放，來傳遞平和的能量。

9 金盞花（Calendula）

● 學名：*Calendula officinalis*
● 使用部位：新鮮花朵
● 行星：太陽
● 元素：火
● 魔法效用：健康、通靈夢境、安慰

這花朵的名字來自拉丁文的 calends，意指每個月的第一天（也是月曆的英文 calendar 的字源）。如此稱呼是因爲在古羅馬時代，人們說，它黃橘色的花朵會在每個月的第一天開花。

我一直以這種花的眞正名字，而非普遍的錯誤名稱「萬壽菊」（marigold，學名：*Tagetes spp*）來稱呼它，因爲金盞花常常被與墨西哥花卉萬壽菊混爲一談。它們是有一些相似之處，但是這兩種花具有極爲不同的能量狀態。

這種在醫療本草學中受到推崇的植物，同樣有著魔法的用途。這種花朵的香氣強化並維持健康。在過去，據說吸聞新鮮金盞花的花朵能改善視力，這很可能是一種單純的「共感巫術」，因爲這種花長得和眼睛很像。

在夜晚臨睡之前，吸聞金盞花的香氣能創造通靈的夢境。

好幾世紀以來，人們嗅聞這種花朵來安撫低落和沮喪。

10 洋甘菊（Camomile）

●學名：*Anthemis nobilis*（羅馬洋甘菊）、*Anthemis mixta*（野洋甘菊）、*Matricaria chamomilla*（德國洋甘菊）

●使用部位：新鮮或乾燥花朵、精油

●行星：金星

●元素：水

●魔法效用：睡眠、冥想、平靜

Camomile 這個英文字衍生自希臘文的 chamaimelon（地蘋果），適足以形容這種花朵的味道。

我在上面已經列出了這種植物的三個明確變種。它們全都被運用在魔法芳療當中。一般人所熟知的羅馬洋甘菊，在歐洲和美國經常被當作一種具鎮定效果的藥草茶飲用。我們以下討論的任何品種，都可以用在相同的目的而獲得同等效果。

在夜晚，聞一聞新鮮或乾燥的洋甘菊花朵、洋甘菊精油，可以幫助入睡。或是在白天，邀請這些能量進入你的內在，增長平靜，消除壓力與緊張的影響。

許多人每天都會靜心。如果你有時候難以進入到適當的狀態，聞一聞洋甘菊來減輕緊張感，將有助於冥想的進行。

羅馬洋甘菊和野洋甘菊的精油顏色，都是黃色的；德國洋甘菊的顏色則是美麗的淡藍色。造成這個顏色的成分——母菊天藍烴（azulene）並不存在於植物本身，而是在萃取精油的過程中自然形成的。光是盯著它看，就讓人感覺放鬆。再加上美好的香氣，這種精油用來安撫承受壓力的人最棒了！

這些精油全都所費不貲。然而，如果你的預算只夠買少數幾瓶精油，洋甘菊應該是你要優先選購的前幾名。

我忍不住要說，羅馬洋甘菊精油的氣味是那麼的清甜可人、果香四溢，讓我想起了剛出爐的香蕉蛋糕。

11 樟樹（Camphor）

● 學名：*Cinnamomum camphora*
● 使用部位：精油
● 行星：月亮
● 元素：水
● 魔法效用：**淨化、身體能量、禁慾獨身**

在中國境內，古老的樟樹守衛著許多道教與佛教的寺廟。樟樹曾經是（也許仍是）製作煙火的重要原料。在早期，人們甚至會在脖子上佩戴小塊的樟木，來抵禦傳染病。

我們大部分的人都是從樟腦丸知道這種氣味的，但其實它們含有合成樟腦，並非天然的。

直到今天，許多藥房仍販賣著用玻璃紙包裹的小方塊，上面用大字印著「樟腦」。仔細看，會發現在包裝上用小字寫著警語：這是合成樟腦，吸聞過多可能有害人體健康。

使用樟樹精油，要比用人工製成的樟腦安全得多。這是一種強力、涼爽的氣味，吸聞後可以加速感冒復原。在吸聞時，請帶著適當的觀想，樟腦的氣味對自我淨化與體力的恢復，具絕佳效果。

幾百年前，善男信女憑藉著吸聞樟腦的味道，來減低性慾乃至終結性行爲。如果你希望冷靜下來，不妨吸一兩下樟腦。

不過，一次吸太久這種刺激性強的氣味，可能會導致嚴重的頭痛。所以觀想，打開精油瓶口，快速地吸一下，然後再蓋上。

結晶的天然樟腦可以取代樟樹精油來使用，但是比較難找到。我很喜歡樟腦——它的樣子、它的味道，但這種強力的香氣應該帶著敬意來使用。

如果希望自己栽種，樟樹苗可以買得到。你不必辛苦提煉精油，它的葉片與木質就含有相似的氣息了。

12 藏茴香（Caraway）

●學名：*Carum carvi*

●使用部位：乾燥果實、精油

●行星：水星

●元素：風

●魔法效用：意識心智、身體能量、愛

裸麥麵包聞起來和嚐起來都如此可口，是因爲在它的麵團裡，加入了藏茴香果實（常被誤稱爲「種籽」）。

藏茴香有一種刺鼻的味道。壓碎它吸聞氣息可以活化身體，也許可以把它的香氣觀想成黃橘色的明亮火焰。

這個香氣對意識心智來說也是一種激勵，聞一聞，可以增加警覺性並且強化記憶力。

若要吸引愛，就在壓碎果實的同時，觀想自己自由地給出和接受愛。一天當中重複這個簡單、短暫的儀式幾次——特別是當你擔心目前的關係時。

要穩定正在進行中的關係，聞一聞藏茴香，並且觀想你們兩人正在解決問題和嘗試溝通。缺乏溝通通常是分離的主要原因。

13 小豆蔻（Cardamom）

● 學名：*Elettaria cardamom*
● 英文別名：Cardamon
● 使用部位：乾燥種籽、精油
● 行星：金星
● 元素：水
● 魔法效用：愛與性

小豆蔻在今日的國際貿易市場裡是第二貴的香料，只有番紅花的價格勝過它。在寫作這段的現下，聖地牙哥每盎司的高品質小豆蔻要價二點五美元。許多商店都沒進貨，你可以查詢一下網路商店。

這可能是你曾經遇過最奢華、豐富的香氣。小豆蔻雖然不幸有著和一種沒腳的小蟲相似的外形，但是它們誘人的香氣（就算沒剝開也很強大），遠遠超越了不起眼的外表。

在整個中東與其他地方，小豆蔻都被使用來爲咖啡調味增香。它受歡迎的部分原因，可能是來自能喚起性慾的神奇特質。對有些人來說，只是吸聞味道也能感受相同作用。

如果不想要這樣的效果，就在吸聞這醉人香氣的同時觀想愛。在你的意識心智當中創造這個狀態，運用小豆蔻的香氣攪動你自身的能量。在吸聞之後，將你充滿的力量送出，讓它做自己的活。

小豆蔻的香氣被推薦來清理意識心智、刺激食欲，可能還有其他的用處。我讓一個朋友聞一聞我發明的薰香配方（用大量的小豆蔻來調香），她說我應該裝成一袋一袋當成毒品來賣。這句話居然來自一個非常反毒的女人，這股香氣的力量不言可諭。

小豆蔻和薑有著緊密的關聯，而且在它的氣味中有一些這種獨特植物的辛香。它的精油完美地保留了它的香氣，然而不知怎麼地，以一種無法解釋的方式提升、甚至增強了它的效果。老實說，這是我最喜歡的香氣之一。（是不是很明顯呢？）

14 康乃馨（Carnation）

●學名：*Dianthus carophyllus*
●使用部位：新鮮花朵
●行星：太陽
●元素：火
●魔法效用：身體能量、魔法能量、愛、健康

這種植物的名稱 Dianthus（石竹屬），意謂著「神的花朵」或是「宙斯的花朵」。公元第四世紀開始，（C.E.，有別於具宗教性的 A.D.），它就爲人們所用。

我們所處的加州以南到處開滿了康乃馨。從太平洋沿岸跨到墨西哥的培育花室中，它們到處盛開，終年都可以用合理的價格買到。

然而，這些花朵大部分都對魔法芳療沒有作用。就像玫瑰一樣，康乃馨已經被雜交育種，爲了開出最大朵的花，有最長的莖幹與最鮮豔的色彩。它的香味早就被遺忘了，因此，大部分從花店買來的康乃馨實際上是沒有味道的。唯有紅色的花朵是例外，但即使如此，它的辛香感仍然很淡。純正的康乃馨原精目前無法取得。

所以要利用康乃馨複雜的能量，你能怎麼做呢？只好自己動手來種康乃馨。此外還有什麼更好的方法，可以讓你穩定取得這些美麗的花朵呢？建議找短莖的紅色品種，它們帶有最濃郁的香氣。

在做一些很費力的魔法之前，吸聞康乃馨新鮮花朵的馥郁香氣。接受花朵的能量進入你，將它儲存入你的能量體中，很快它會在魔法當中被釋放。

當你感冒或是罹患比較輕微的疾病時，把康乃馨放在病床周遭。吸聞這個香氣，同時觀想自己在一個健康、康復的狀態裡。如果朋友想送你花，你永遠可以要求康乃馨——就算是商業種植的也可以。

傑拉德說，這些花朵有著「絕佳的甜美氣味」，可以供人們吸聞，伴隨著適當的觀想，來吸引熱烈的愛進入你的生活。

15 貓薄荷（Catnip）

● 學名：*Nepeta cataria*
● 使用部位：新鮮與乾燥葉片
● 行星：金星
● 元素：水
● 魔法效用：平靜、美

老鼠應該最怕貓薄荷的味道。

任何曾經餵過貓科動物一點這種藥草的人，都知道貓薄荷的厲害。它的氣味具有穿透性而且非常特殊，在新鮮葉片的狀態是最強烈的。它讓貓咪像喝醉一樣，然而如果內服，會讓人類有平靜的效果。

聞一聞貓薄荷，會帶來平靜與幸福的感受，特別是在一些令人難以忍受的經驗之後。

要增加內在與外在的美麗，拿幾片貓薄荷葉片到鏡子前面。站在鏡子前，注視你鏡中的雙眼。用頭腦的調色盤，以任何最能讓自己開心的方式改變你的外貌。當你在腦海中牢牢刻印這個意象（雙眼睜開，仍然注視著鏡中的你），吸聞貓薄荷的氣味至少三次。每一次的吸氣，都讓你美麗的觀想更加鮮明。

每三天重複一次。

16 雪松（Cedar）

● 學名：*Cedrus atlantica*（大西洋雪松）、*Juniperus virginiana*（維吉尼亞雪松／紅雪松）
● 使用部位：乾燥木頭、精油
● 行星：太陽
● 元素：火
● 魔法效用：靈性、自我控制

在古代，黎巴嫩（Lebanon）的雪松遠近馳名，受到非常高度的評價，正因如此，現在僅存少數幾棵雪松樹還矗立在這個國家境內。Lebanon 這個字即衍生自阿卡德語（Akkadian，編按：古代美索不達米亞地區的民族）中的 lubbunu，意即「燃香」。

這是廣大美索不達米亞地區與當時尚未與外界接觸的美洲原住民部落，最廣泛使用的燃香之一。

我們當中很少有人不知道雪松的豐富氣味，它的木屑在寵物店中均有販售。鉛筆充滿個性的氣味，即來自製作筆桿的原料紅雪松。許多人可能都聞過雪松盒，它們非常適合用來儲放魔法用品（每一樣東西，除了藥草與精油以外）。

市面上有兩種主要的雪松精油，因爲它們成分組成類似，大西洋雪松與紅雪松在魔法芳療中，可以發揮同等的效果。

乾燥雪松木或精油的香氣，能促進靈性的提升。在儀式之前，吸聞這個甜美潔淨、安撫人心的氣味，可以加深你與神性的連結。

雪松的靈性特質，非常適合讓我們恢復到平衡狀態。吸聞它的香氣，觀想自己平衡、平靜、自在掌握生活。

◆**警告：**懷孕婦女不應使用雪松精油。

17 芹菜（Celery）

- 學名：*Apium graveolens*
- 使用部位：乾燥種籽
- 行星：水星
- 元素：風
- 魔法效用：靈性覺知、睡眠

大部分的廚師都知道，芹菜籽的氣味極爲獨特，它一直被拿來與歐芹做比較。

要喚醒你的靈性覺知，壓碎一茶匙的乾燥芹菜籽，再用一塊薄的棉質布料包裹起來。吸聞這個氣味，並觀想你的意識心智放鬆開來（也許像是鬆開拳頭一般），允許你自己去體驗與靈性心智的眞實溝通。

想獲得充分休息及好的睡眠品質，用芫荽籽充填小枕頭，把你的頭枕在上面睡覺，將有不錯的效果。

18 曇花（Night-Blooming Cereus）

- 學名：*Cereus grandiflorus*
- 別名：夜花仙人掌（Night-Blooming）
- 使用部位：新鮮花朵
- 行星：月亮
- 元素：水
- 魔法效用：靈性覺知

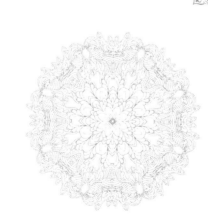

我記得小時候，我會盯著看起來平凡無奇、雜生蔓長的仙人掌良久，想著爲什麼老爸要種它。後來它結了花苞。有一天晚上，我們全都搬著小椅子到前院，看著像魚叉形狀的花苞綻放成十二吋大的花朵，有著精緻的白色花瓣與中央上百個黃色雄蕊。那眞是令人讚歎的景象。那畫面宛如天堂，但到了早上，花朵就凋謝枯萎了。

這些花朵的外觀與氣味巧奪天工。如果你住在氣候溫暖的地區，無論如何種上一株曇花，假以時日，你終將看見連好萊塢也製作不出來的視覺特效。

這些花朵在涼爽的夜裡，自由地釋放出濃烈如香草般的氣味。如果你有機會聞一聞它的花香，同時觀想：自己全然控制著意識心智——這種控制是帶給靈性覺察滋養的基礎。

曇花不愧是花之國度裡的女王之一。

19 肉桂（Cinnamon）

- 學名：*Cinnamomum zeylanicum*（錫蘭肉桂），*Cinnamomum cassia*（中國肉桂）
- 使用部位：乾燥的內樹皮
- 行星：太陽
- 元素：火
- 魔法效用：身體能量、靈性覺知、財富

這是爲可口可樂添加風味的原料之一。

輕輕地壓碎樹皮，它的香氣隨即撲鼻而來。

吸聞這溫暖、甜美、辛香的氣味，同時觀想身體變得強健。這個香料，使我們的身體充滿能量。這份額外的生物電能，能夠用在魔法儀式當中。

肉桂的香氣，會強化我們連結靈性覺知的能力。在一個完全不同的領域裡，帶著觀想，吸聞肉桂的氣息將可以增加你的財務基礎。觀想金錢伴隨著它豐富的香氣，湧現而出。

最好是買「棒狀」而非預先磨好的肉桂粉，因爲如果你用杵臼研磨，或是在手指間把它們折開時，味道是最濃郁的。

大部分在美國販賣的肉桂，其實是中國肉桂，一種比較次級的香料，帶著相似的香氣與口感。如果我們能拿到的就是這種，那就用吧！

◆ **警告**：肉桂精油具有強烈刺激性，千萬不要使用於皮膚上。

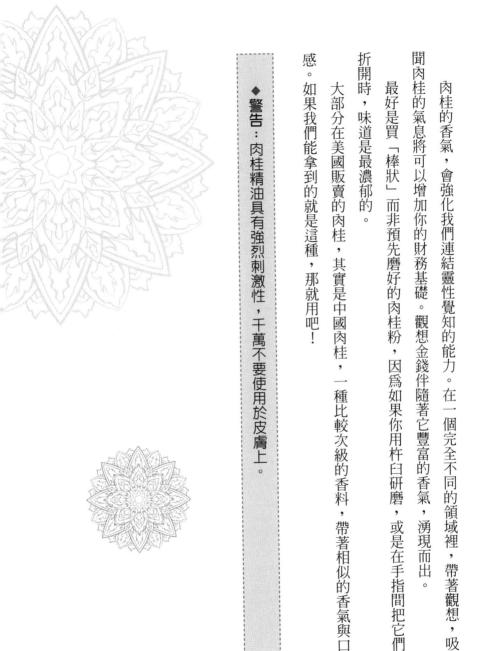

20 快樂鼠尾草（Clary Sage）

●學名：*Salvia sclarea*
●使用部位：精油
●行星：水星
●元素：風
●魔法效用：興奮喜悅、鎮定、夢境

快樂鼠尾草和庭院裡常見的鼠尾草是近親，然而不同的是，這種粉紅色花朵的藥草精油對人類是無毒性的。

這種精油有一種陳腐的、像鼠尾草般的氣味，不是所有人都會喜歡，但它絕對很有效。

快樂鼠尾草最著名的效用，也許就是在聞過它一會兒之後，所帶來的狂喜與興奮。然而，正如羅勃・滴莎蘭德在他的經典書籍《芳療的藝術》中警告，若是為這個目的濫用快樂鼠尾草精油，只會導致劇烈的頭痛。精油，就像合成藥物一樣，可能會被誤用，吸聞過量的香氣就是其中之一。

在遭遇極大的情緒壓力或用腦過度時，吸聞一點快樂鼠尾草精油，可以讓你暫時忘卻這些問題。之後，再以適當的方式平靜地去處理問題。

為了達到舒緩的目的，你可以吸聞快樂鼠尾草精油來放鬆身體與頭腦，但時間不宜過久。在上床睡覺之前，那將增進睡眠品質，並有助於創造栩栩如生的夢境。

馬歇爾・拉瓦伯（Marcel Lavabre）在《芳香療法手冊》（*The Handbook of Aromatherapy*）中寫道，快樂鼠尾草精油或許可以幫助女性改善性功能（冷感）的問題。

◆**警告**：使用快樂鼠尾草精油不要飲酒，也不要使用過量。

21 丁香（Clove）

● 學名：*Syzygium aromaticum, Caryophyllus aromaticus*

● 使用部位：乾燥、未開的花苞

● 行星：木星

● 元素：火

● 魔法效用：療癒、記憶、保護、勇氣

丁香是用於料理的香料當中，香氣最盛的其中一種。它的香氣，堪稱是最終極的「香料」味，有許多神奇的魔法效用。

你可以連續至少一週，每天早上磨碎幾顆丁香，同時觀想自己維持（或重拾）健康。在吸聞這美味香氣的同時，持續觀想。

定期聞一聞剛磨好的丁香，將可增強意識心智，並在這個過程中，啓動遺忘已久的記憶。想要憶起「忘掉」的資訊，就吸聞它並觀想自己想起來了。這個香氣對於增強記憶新訊息的能力，也有絕佳的效果。

由於那穿透性的氣味，也可以套用我們在前面黑胡椒的部分講述過的儀式，用丁香大幅提升我們內建的保護機制。

若有需要提升勇氣，你不妨聞一聞這個香氣，並象徵性地觀想面向敵人。帶著勇氣這麼觀想，看著自己平靜地準備好迎向世界（至少是困擾你的那個部分）。

◆**警告**：不論是從葉片、花苞或莖幹蒸餾的丁香精油，都對皮膚具刺激性，不宜直接塗抹。

22 咖啡（Coffee）

● 學名：*Coffea arabica*
● 使用部位：烘焙過的種籽
● 行星：火星
● 元素：火
● 魔法效用：意識心智、打破僵局

我們當中，誰對剛煮好的咖啡興致缺缺呢？就算是那些不喝咖啡的人，也絕對領教過它的香氣——在餐廳用餐時，在拜訪朋友的時候，在辦公室裡，或是在各種社交場合。

聞一聞烘焙過、研磨好的咖啡種籽（被人們稱爲咖啡豆），或是剛煮好的咖啡，可以刺激我們的意識心智。不用喝下，光是單純享受它的香氣即可。

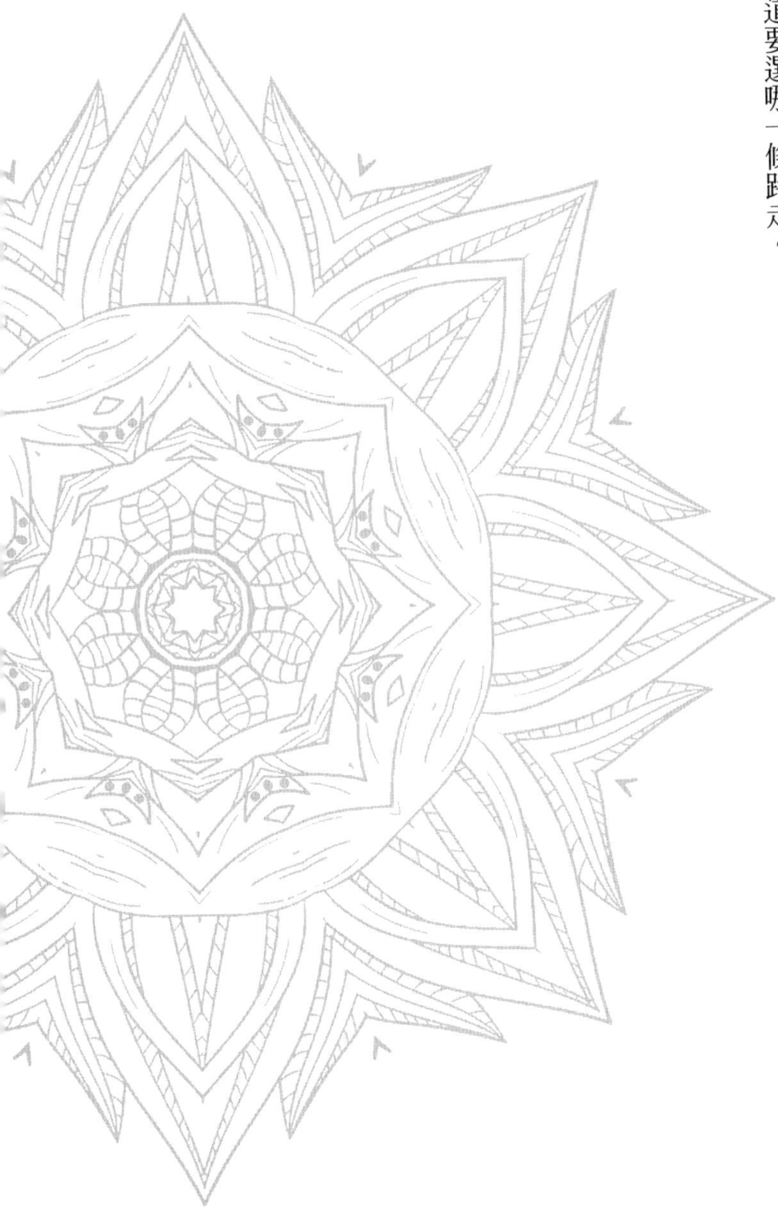

如果你正面對兩難的決定，沒有辦法決定選哪一條路，平靜下來，觀想自己站在樹林裡的叉路前，兩條道路在你的面前延伸出去。吸聞咖啡的豐富香氣，然後給自己一點時間，你會知道要選哪一條路走。

23 古巴香脂（Copal）

● 學名：*Bursera spp.*
● 使用部位：樹脂
● 行星：太陽
● 元素：火
● 魔法效用：淨化

曾經被馬雅人、阿茲堤克人，和許多其他中美洲與北美洲人所使用的古巴香脂，如今正成爲靈性圈內爲提升靈性目的的燃香新寵。

居住在墨西哥的奧圖米人（Otomi），仍使用焚燒古巴香脂的煙來淨化，並設計治療疾病的魔法圖像。古巴香脂在墨西哥人的居家生活中，時常被用來燃燒以得到淨化與保護的效果。

令人好奇的是，人們偶爾會發現真的柯巴化石（古巴琥珀）。

就我所知，世界上目前無法取得古巴樹的精油（編按：本書中文版出版時已能買到）。它的樹脂可以在許多美國的商店中找到，雖然大部分都是從菲律賓種植而來的。美國市場裡的墨西哥古巴香脂，不是奇貨可居，就是根本沒有。

在木炭上焚燒可以讓古巴香脂釋放最好的豐富香氣，但我不能寫一本這樣的書卻沒有提到它。粉狀或是大塊的古巴香脂，會釋放一種類似乳香的味道，不過帶有更輕盈的柑橘調。這是一種乾淨、清爽的香氣，很適合用作自我淨化的儀式。

下一次，當你感覺沮喪、對某個微不足道的事情感到內疚，或是任何時候你覺得心情鬱悶，聞一聞古巴香脂的味道。觀想它像一陣輕柔的、友善的微風向你吹來，溫和地清理你的情緒；你隨之呼出負面的能量，這樣一吸一呼持續三分鐘。

24 芫荽（Coriander）

- 學名：*Coriandrum sativum*
- 使用部位：乾燥果實、精油
- 行星：火星
- 元素：火
- 魔法效用：記憶、愛、療癒

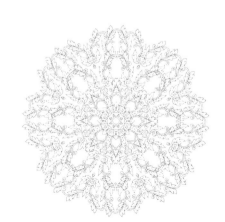

不同於其他植物名稱的來源，芫荽這名字一點也不浪漫或深奧。它衍生自 koros 一字，一個意指「蟲子」的經典詞彙。

在美國西南部，新鮮的芫荽葉片常被加入墨西哥或是東南亞料理當中。許多人不喜歡它的澀味、刺鼻的氣味和口感，但是它乾燥的果實其實帶有非常可口的香氣。

這是我最早開始種植的藥草植物之一。

在《簡單之道》（*Art of Simpling*）這本早期專論藥草學的著作中，威廉·寇爾（William Coles）告訴我們，聞一聞芫荽，可以讓人變得手巧並且擁有好記性。這種香氣對於減輕頭痛，也頗有幫助。

在指尖壓碎幾顆小小的、圓形的芫荽種籽，同時觀想自己正置身於一個有愛的人際關係之中。或者，吸聞這壓碎果實的氣味，觀想它加速你身體療癒的過程。

25 脂香菊（Costmary）

●學名：*Tanacetum balsamita*
●使用部位：新鮮與乾燥葉片
●行星：水星
●元素：風
●魔法效用：意識心智、平靜情緒、淨化

我最近因爲急著尋找脂香菊，打電話給我一個朋友。她很大方地給了我幾片從她園子裡採收下來的脂香菊葉。

脂香菊是一種帶著獨特香氣的藥草。在M．葛麗芙（M. Grieve）的經典著作《當代藥草》（*A Modern Herbalism*）中，她形容脂香菊的香氣帶著柔和的樹脂氣息。雖然對我來說，這種藥草是溫暖的薄荷調味道，不似胡椒薄荷那般的涼爽，但是它們都有著相同的基本氣味——一樣那麼令人心曠神怡。

我從來沒見過任何人在販售乾燥脂香菊葉，但你可以透過郵購取得植株來栽種。

聞一聞它的葉片，可以喚醒你的意識頭腦。這份香氣，將頭腦的疲憊清掃一空，益發令人煥然一新、神清氣爽，它可以帶給你一個嶄新的開始。

此外，聞一聞脂香菊，可以讓任何形式的狂暴情緒平靜下來——憤怒、恐懼、怨恨、嫉妒、迷戀、驕傲，回復到那些讓我們覺得活著眞好的感受。

或者，聞一聞脂香菊葉片的香氣，來淨化你內在的自我。觀想它把你洗淨。

26 小茴香／孜然（Cumin）

- 學名：*Cuminum cyminum*
- 使用部位：乾燥果實
- 行星：火星
- 元素：火
- 魔法效用：保護

小茴香果實（常被叫做種籽）小小的，有著新月般的形狀以及辛香的氣息。它們在墨西哥料理當中用得很多，因爲滋味奇特。

長久以來，小茴香一直被認爲具有魔法力量。例如在十六世紀，威廉・寇爾就在他的《簡單之道》中寫道：「如果一個人在吃過小茴香後，朝著別人化妝的臉吹氣，妝的顏色會立刻淡掉。」這種人們認爲，強烈到足以融解彩妝的氣味，是多麼強大的力量啊。

壓碎一些完整的小茴香，放在精油燈上面，同時觀想你的家是一個安全的地方，受到保護免於盜賊和可能傷害你的人之手。當水開始變熱，並將香氣釋放到空氣中時（這可能需要十到二十分鐘），小茴香裡的能量將隨著香氣提升並蒸散。待在房間裡。一旦你再度聞到它，強烈的觀想家是受到守衛和保護的地方。每週做一次，甚至每天做一次，依照你的需要而定。

你也可以聞一聞研磨過的小茴香種籽，來內化對個人的保護。

27 絲柏（Cypress）

● 學名：*Cupressus sempersirens*
● 使用部位：精油
● 行星：土星
● 元素：土
● 魔法效用：減輕失落、療癒

絲柏精油相當收斂的氣味，對於安撫所有形式的轉變過程很有幫助，尤其是失去親友和所愛的人，或是關係的結束。吸聞精油，以獲得力量與撫慰哀傷。

長久以來，絲柏經常被種植在地中海地區的墓園裡。這是安慰與撫慰的古老象徵，而它的精油在需要的時刻能帶來這些功效。

它對寵物來說，也具有良好的防護能力，因爲它可以「驅逐」狗身上的跳蚤，但是切記，不要將未稀釋過的精油塗抹在牠們身上。滴幾滴在動物的窩裡，這樣就可以了。

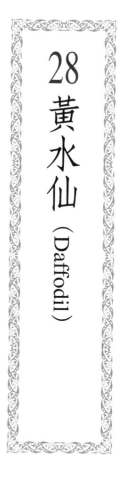

28 黃水仙（Daffodil）

●學名：*Narcissus spp.*
●使用部位：新鮮花朵
●行星：金星
●元素：水
●魔法效用：愛

水仙家族裡的黃水仙，帶著輕柔而獨特的香氣。種下球莖，讓你能在春天享受花朵綻放的喜悅。

新鮮黃水仙的氣息，爲你注入靈性之愛。吸聞它的香氣，同時適當的觀想。

29 鹿舌草（Deerstongue）

●學名：*Liatris odoratissimun; Frasera speciosa*
●使用部位：乾燥葉片
●行星：火星
●元素：火
●魔法效用：靈性覺知

鹿舌草散發著美味、香草調的芬芳，這都多虧了它本身所含的香豆素——一樣為車葉草（woodruff）及甜草（sweetgrass）帶來相似氣味的成分。

用指尖揉碎乾燥的鹿舌草葉片，然後吸聞它的香氣，這味道將會喚醒你的靈性覺知。尤其是在深夜時，特別有效。在占卜時，配帶著鹿舌草，它將和你的塔羅牌、水晶球、盧恩符文石

或任何其他的工具相輔相成，讓你的靈性覺知綻放。

有些人認爲，鹿舌草的香氣能喚起男性的性慾。

30 蒔蘿（Dill）

●學名：*Anethum graveolens*
●使用部位：新鮮或乾燥的果實、葉片
●行星：水星
●元素：風
●魔法效用：意識心智、淨化

沒聞過新鮮蒔蘿氣味的人恐怕不會知道，它的氣味比乾燥或是醃漬過的葉片更強烈，光是聞一聞蒔蘿，我就感到肚子餓了。

在卡爾培波的古老年代，蒔蘿的香氣被認爲能「止住」打嗝。

這個鮮明的氣息（特別是新鮮蒔蘿），可以讓意識心智變得更加敏銳。聞幾秒鐘即可提神醒腦，然後開始手邊的耗腦工作，它很適合用來增強工作的效率與效能。

如果你喜歡這個氣味，建議在淨化儀式中吸聞，同時觀想自己獲得了清理。

內服蒔蘿種籽，據說可以催情，但吸聞香氣則否。

31 尤加利（Eucalyptus）

● 學名：*Eucalyptus globulus*
● 使用部位：新鮮葉片與種籽莢、精油
● 行星：水星
● 元素：風
● 魔法效用：健康、淨化、療癒

生活在南加州最值得自豪的事之一，就是到處遍佈著高大聳立的尤加利樹。原本從澳洲進口來作爲柳橙樹叢的防風林，這些樹葉的芳香，即使在被持續不斷的強風吹倒的樹幹上，仍然繼續散放。

尤加利的氣味十分清爽，它最廣爲人知的用途，即是用於普通感冒藥的處方當中，例如咳嗽糖漿。

吸聞這清新、樟腦般的氣息，可以維持或重獲健康。加幾滴到精油燈裡（請參見第一部的「魔法芳香療法入門課」章節），可以淨化（或療癒）屋子或房間裡的負面能量，尤其是當人們捲入口角紛爭，或情緒上、肢體上的衝突時。

聞一聞研磨過的新鮮尤加利葉片或新鮮種籽莢，可以增進個人健康，加速身體復原的過程。放一把新鮮葉片在病房裡，也會有幫助。

32 甜茴香（Fennel）

● 學名：*Foeniculum vulgare*
● 使用部位：新鮮與乾燥的種籽、精油
● 行星：水星
● 元素：風
● 魔法效用：長壽、勇氣、淨化

古希臘時代，人們會把新鮮的甜茴香顆粒編織進給運動員加冕用的桂冠裡，在那時期甜茴香也用在公開的宗教慶典中。

在全美的許多荒野地上，生長著大量這種充滿生命力的綠色植物，尤其是在南加州。在夏天時，當太陽烤著乾燥的種籽和莖，這甘草般的氣味會融入在熱空氣中。

吸聞新鮮的（或乾燥、壓碎的）甜茴香種籽，將有延年益壽的功效。

想要召喚勇氣，你可以聞一聞它的精油或是藥草本身，並做觀想，也可以調整你的觀想來淨化自己的內在。

◆**警告**：另一種苦茴香精油已經被認為是有危險性的。小心使用並且不要內服。

33 乳香（Frankincense）

- 學名：*Boswellia carteri*
- 英文別名：Olibanum
- 使用部位：精油
- 行星：太陽
- 元素：風
- 魔法效用：靈性、冥想

三千年來，乳香一直是魔法界與宗教界最常使用的植物之一。

想要產生更高的意識，覺知到隱藏於物質世界背後的靈性世界，或深化任何宗教體驗，就吸聞乳香精油的氣味吧。

乳香的香氣，能夠消除壓力與緊張。要達到身心放鬆，不是透過揭露物質世界是個幻相（不信你去問問稅務人員它是不是），而是必須了解我們的生命並不僅是由一個「實相」構成。這份知曉，安慰了厄運與困境的遭遇。

吸聞乳香精油的香氣，身體將重獲平靜，更高的意識將會獲得喚醒，它很適合在冥想之前使用。

「乳香」精油通常可以在靈性商店中買到。請記住，不要用未經稀釋的純正精油塗抹身體，它可能會刺激皮膚。

34 小蒼蘭（Freesia）

● 學名：*Freesia spp.*
● 使用部位：新鮮花朵
● 行星：金星
● 元素：水
● 魔法效用：愛、平靜

每當春天來了，這種小小的花朵從土壤中冒出各種顏色，它們散發著一股淡淡的甜美香氣。你可以在春天時去花店購買，也可以自己種植，因爲它們的魔法功效必須透過新鮮的花朵，沒有精油可以取得。

聞一聞小蒼蘭，同時觀想自己在一段充滿愛的關係之中。讓它們的能量與你的能量融合，將你轉變爲一個準備好了，願意投入一份令人滿足的關係的人。

乘著這份香氣的能量，可以將對愛的懷疑轉變爲正面的、具吸引力的能量。

在你情緒緊繃的時候，這份香氣能夠將你身體內與心智中的「結」解開。即使是這些花朵的外表，也能鼓舞靈魂。

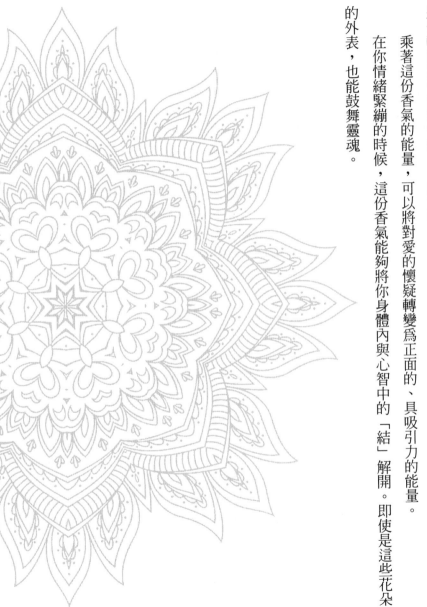

35 大高良薑（Galangal）

- **學名：*Alpina officinalis, Galangal alpina***
- **使用部位：乾燥根部（地下莖，**編按：植物學上不是根。**）**
- **行星：火星**
- **元素：火**
- **魔法效用：魔法能量、保護**

大高良薑是常用於料理的薑的近親，名稱衍生自阿拉伯文 Khalanjan。

大高良薑通常以兩種形式販售：小的、完整的根部，或是大的根部切片。在使用之前，你可以先研磨過或切成小塊。

大高良薑有著和薑類似的刺激氣味。在任何魔法工作之前吸聞它的香氣，能增加你從身體汲取個人力量的能力。

這個香氣也有助於擊退睡意，如果你爲達某個目的必須熬夜的話。（但是要記得，沒有任何東西能取代睡眠本身！）

此外，帶著適當的觀想，可以爲個人保護的目的而吸聞這個香氣。

大高良薑的香氣一度被用在刺激性慾上，但是如果有任何效果的話，似乎是來自心理作用，而非任何生理上的直接反應。

36 梔子花（Gardenia）

●學名：*Gardenia spp.*
●使用部位：新鮮花朵
●行星：月亮
●元素：水
●魔法效用：平靜、愛、靈性

新鮮梔子花的香氣令人難以忘懷，它那強而有力的能量，來自受到月亮照顧的花朵。

在忙碌了一天之後，聞一聞新鮮梔子花，讓人心情輕鬆愉快。吸聞的同時，帶著觀想，能找到愛或是放大你與他人之間共有的愛。傳播愛的能量到你的整個家，可以在每個房間裡將梔子花放在水中。

梔子花白色、圓形的花朵，象徵性地對應月亮的能量。在滿月的夜晚，將切下的梔子花放在水瓶中。在它們前面坐下（如果可能的話，在月光下），吸聞它們的香氣，讓你的靈性生命與月亮的能量相連結。

在乾燥的狀態下，它的花瓣有著類似草莓果醬的香氣。

可惜的是，目前無法取得真正天然的梔子花原精。

37 大蒜（Garlic）

●學名：*Allium sativum*

●使用部位：新鮮鱗莖、新鮮花朵

●行星：火星

●元素：火

●魔法效用：保護、淨化、健康、身體能量、意識心智

新鮮大蒜的強烈氣味，老藥草師可能會這麼說：「熟悉到不需要形容」。這個無辜的植物，有其擁護者卻也被某些人厭惡，評價似乎總是兩極。然而，大蒜在魔法中有著漫長而多彩多姿的歷史，它穿透力十足的氣息，當然在魔法芳療中也具有一席之地。

如果你喜歡大蒜的滋味，尤其是聞起來的味道，可以依你需要來使用它。如果你討厭這個

「臭球」，那就使用別的香氣來取代以下的使用方式。

使用大蒜時，先剝一瓣大蒜。如果你能取得大蒜植株，那就如同以往一樣切下一朵花冠放在水中。大蒜花非常有魅力，而且是這種特殊氣味較溫和的替代品。

大蒜具有保護與淨化的功效。你可以觀想這個氣味包覆著你，並驅逐負面能量。吸聞那刺激的氣味，同時觀想它清掃了你的負面思想，沮喪以及所有形式的執著。

如果你每天吃新鮮的大蒜，就像我們時常被鼓勵的那樣，在吃之前，先聞一聞它吧（同時觀想它給出健康的能量與你的身體融合）。

若你有拖延事情的習慣，那就聞一聞它鮮明、濃烈的氣息。觀想陽光或是火焰一般的光線，通過你的鼻子滲入身體。它真的可以讓你動起來！

想要刺激思考、激發創意、鼓舞意識心智作用，只要輕輕地吸聞它的氣味即可。

記住，不要用乾燥或脫水的大蒜（或是人工仿製品「蒜粉」），要用真正的大蒜。

38 天竺葵（Geranium）

- 學名：*Pelargonium graveolens*
- 別名：玫瑰天竺葵
- 使用部位：精油、新鮮葉片
- 行星：金星
- 元素：水
- 魔法效用：幸福、保護

這個精油並非萃取自（園藝種的）老鸛草（geranium），而來自另一種完全不同的植物。老鸛草屬有辦法仿製出的香氣類型數量驚人。有檸檬、萊姆、肉豆蔻、胡椒薄荷、薑、蘋果、杏桃等不同味道的品種。而標簽寫著「Geranium」的精油，通常是以「玫瑰天竺葵」這種品種萃取。

新鮮的天竺葵葉片或精油都可以使用。天竺葵有豐富、綠色調、玫瑰調的氣味。單純的吸聞它，就能獲得身體與心靈的平靜與活化。這也是它在魔法上，常被用於保護的原因之一。什麼時候我們會生病？通常是當我們身體的自然防禦機制衰弱的時候，或因爲工作過度、心情沮喪，以及其他讓身體免疫力低落的原因。在這些時刻，我們需要一些「保護」免於可能的病毒。

同樣地，在我們心理上最脆弱的時候，最可能遭到身體上或「靈性上」的攻擊。要大幅提振自己的能量，滴幾滴天竺葵精油在棉花球上，或是搗碎一片新鮮的葉片，吸聞這迷人的香味。讓它的能量洗滌並通過你，散播平靜與消融沮喪。觀想這個香氣療癒了你的靈魂，解除你對於工作或世界的倦怠感。它可以裝備你對抗外在負面能量的防禦。

簡單地掌控自己的生活，是最強而有力的防衛。天竺葵能幫助我們顯化這個目標，如果我們處於筋疲力竭或憂鬱的狀態下，就無法肯定自己。

只要你願意，滴幾滴精油到擴香儀中（參見第一部的「魔法芳香療法入門課」章節），讓它將香氣散播到家中每一個角落來施加保護。當然，要同時觀想你想要的結果。

如果你住在氣候溫暖的地區，這是一種容易種植的植物，在室內也可以活得很好。不如買一棵植株自己栽種，等它成長到健康的尺寸，依據需要，隨時可採摘一兩片葉子來使用。

39 薑（Ginger）

- 學名：*Zingiber officiale*
- 使用部位：新鮮根部（地下莖）、精油
- 行星：火星
- 元素：火
- 魔法效用：魔法能量、身體能量、性、愛、金錢、勇氣

新鮮的薑（或精油）的香氣，可能會讓那些只看過乾燥或粉狀薑的人大感驚訝。許多雜貨店裡都買得到新鮮的、切塊的薑。料理用的薑，在美國的夏威夷大島（The Big Island），甚至以商業化的規模種植。

精油比起新鮮的薑根，稍微多了一些苦味，但它的辛香氣肯定還在。

在任何魔法儀式之前，吸聞這刺鼻的香氣，觀想它刺激了身體，激勵肌肉收縮，並繼而創

造出生物電能，這個效用可以在需要的時候提供額外的能量儲備。（然而，沒有任何東西——包括藥物或精油——可以取代自然的休息與睡眠）。

尚・瓦涅（Jean Valnet，編按：公元一九二〇到一九九五年一位法國芳療醫師）在他的經典著作《芳香療法的實踐》中說道，塞內加爾的婦女會穿著薑製成的腰帶，來喚起丈夫的性慾。這沒什麼好驚訝的，因爲薑這種辛辣、充滿活力的香氣，一直都被用來刺激性慾。儘管它的效用是心理上勝於生理上的，但是只要管用，就是有效的。不過記得，吸聞時最好帶著適當的觀想。

好幾個世紀以來，在全亞洲與南太平洋，薑都被用在與愛有關的儀式當中。原本薑引入歐洲是作爲異國風味的調味料，但也被用於醫療與愛情的目的上。這個古早的祕方在男性古龍水中用得很多，雖然現在已經創造出比較偏甜、較少辛香調的配方，供對嗅覺較爲敏感的男士使用。

薑曾一度價高於黃金，它刺激性的氣味很適合用來爲生命帶入金錢。聞一聞並觀想。

薑也能提升勇氣、自信、侵略性（對自我的生存是必要的），和各種層次的淨化與促進成功。因爲它那積極又生命力強的特質，建議最好不要在上床睡覺之前吸聞，除非你不打算早點入睡。

40 野薑花（White Ginger）

●學名：*Hedychium coronarium*
●使用部位：新鮮花朵
●行星：金星
●元素：水
●魔法效用：淨化、愛、平靜

早年曾到訪過夏威夷的人，一定還記得白色野薑花甜美的氣息。它是一種印度原生種，直到二次世界大戰爲止，都曾經是最常用在夏威夷花環上的花。戰後的經濟大爆發，讓歐胡島上原本栽種野薑花的田野都築起了樓房。雞蛋花、康乃馨與晚香玉，很快地就取代了它。今天，夏威夷野薑花花環只有在少數花環店裡才找得到，而且被小心翼翼冷藏，因爲價格可不便宜。

野生的野薑花長於較低海拔，在大島的火山賓館（Volcano House，位於夏威夷火山國家公園）附近依舊可見，圍繞著蒸氣口生長。

這個植物是薑家族眞正的成員，長得有點像竹子或是香蕉——除非它展開如蝴蝶般、香氣奇特的花朵。它的根部有著個性鮮明的薑的氣息，花則相反的完全不辛辣。這是植物的特定部位含有不同精油，因此氣味改變的好例子。

就像許多人一樣，我第一次看見這種花也是在夏威夷，而且很幸運地在當地的苗圃裡找到它的幼苗。我把它們交給我媽，而現在它們每一天都開出好幾百朵精美的花。

野薑花，就像大部分有著天堂般氣息的花朵一樣，可以激發愛並創造平靜。這是一種撫慰人心的香氣。這精緻的氣息也可以用於內在的淨化。

野薑花可能很難找到，它的花朵更是從來不曾販售，皆保存於夏威夷，雖然偶爾可以找得到野薑花花環。如果你有認識的人要去那裡旅遊，請他們帶回一些這種精緻的花朵，然後實驗看看。

雖然可以找到以它命名的香水，但是現在無法取得任何純正的精油。（編按：目前已可取得原精）

41 忍冬（Honeysuckle）

●學名：*Lonicera caprifolium*
●使用部位：新鮮花朵、原精
●行星：木星
●元素：土
●魔法效用：減重、靈性覺知、財富

最讓人超乎意料的是，忍冬華麗的甜味居然可以激勵減肥！

懷著感謝的心情，採摘一、兩枝開花的忍冬枝條，插在水瓶中，然後站或坐在花的前面，鼻子靠近吸聞香氣，觀想一下你減重之後的模樣。強化觀想畫面，並吸聞這個氣味。每當你覺得快要忍不住節食或不想再規律運動時，再次地去找這些花朵，帶著觀想吸聞它的芬芳。

忍冬也可以用來強化靈性覺知。安靜地坐著，讓它的氣息安撫你的意識心智，就能鬆綁對你靈性心智的掌控。

忍冬在傳統魔法中，經常被使用來增加財富，你可以帶著對金錢的觀想，吸聞這甜美的氣息，你將很快能享受金錢帶來的美好。

42 蛇麻草／啤酒花（Hops）

● 學名：*Humulus lupulus*
● 使用部位：新鮮與乾燥花朵
● 行星：火星
● 元素：風
● 魔法效用：睡眠、療癒

今天，大多數人只有在啤酒瓶上看見標示著蛇麻草，這個名字奇怪、長相也很奇怪的植物，曾經是醫生最常開出的鎮定處方。聞一聞新鮮的或乾燥蛇麻草的香氣，能促進優質的睡眠，你可以用乾燥的花朵來製作小枕頭。

在上床睡覺之前，吸聞它的香氣，並觀想它強化並維持你的健康。讓蛇麻草的能量，在你入睡後發生作用。

一天之中，任何時間都適合做這個儀式，但是小心它的香氣會讓你非常放鬆喔。

43 風信子（Hyacinth）

● **學名：*Hyacinthus orientalis***
● **使用部位：新鮮花朵**
● **行星：金星**
● **元素：水**
● **魔法效用：克服悲傷、愛、平靜的睡眠**

風信子是相當受歡迎的春季花卉。它的花朵香氣甜美，曾經被許多人用來停止沉溺於悲傷。如果你有這樣的問題，就聞一聞它的花香，並且觀想自己是個豁達開朗、充滿自信的人。一天重複兩、三次，直到狀況獲得改善。

正如所有屬於金星主宰的花朵，風信子的香氣可以用於將愛帶入你生命的儀式當中。

關於這種香氣，還有一個傳說是，它能停止噩夢。將花朵放在床邊，這樣整個晚上房間都會充滿了它的芬芳。聞著這個香氣入睡，在睡前觀想自己一夜好眠。沒有任何古怪的夢境，可以打擾你的休息。

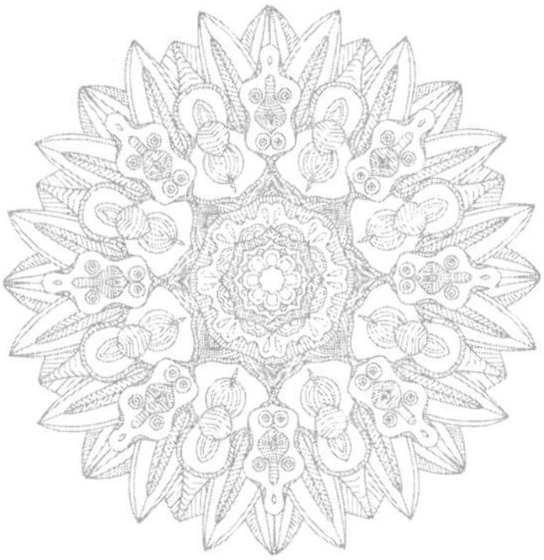

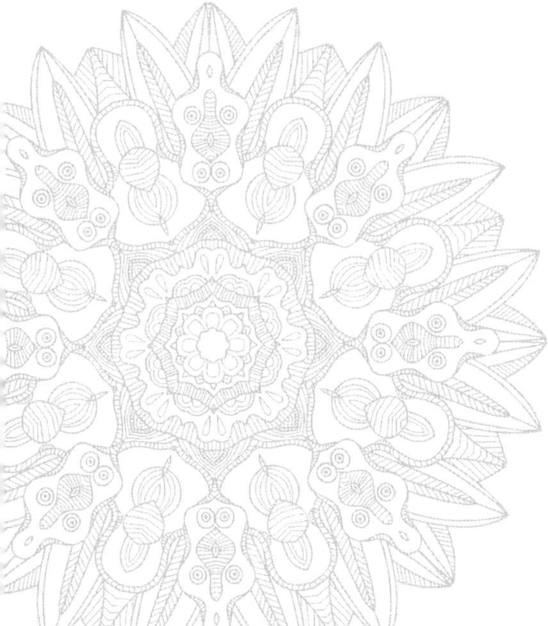

44 牛膝草（Hyssop）

●學名：*Hyssopus officinalis*
●使用部位：新鮮葉片、精油
●行星：木星
●元素：火
●魔法效用：淨化、意識心智

長久以來，牛膝草一直普遍用於儀式中。古希臘的神廟，用一把一把的牛膝草作爲打掃工具。牛膝草被認爲是適合用來獻給神明與女神的香氣。

吸聞這鮮明的、綠色調的精油，將獲得淨化的效果，聞一聞新鮮藥草的枝條也可以；或是，將牛膝草放在一瓶水中，擺在家中來淨化。

因爲它與宗教的關聯性很強，在任何種類的宗教儀式之前，都可以吸聞新鮮牛膝草的氣息來提升靈性。

聞一聞新鮮的牛膝草，可以釐清你的思緒，增強心智思考的能力。

◆**警告**：牛膝草精油是這種植物非常強力有效的形式。高劑量使用是有毒的。依據文獻，懷孕婦女和癲癇症患者不宜使用。瓦涅（Valnut，請見參考書目）引用專業來源說明，這可能是唯一會引發癲癇發作的精油。為了安全起見，請用新鮮的葉片代替。

45 鳶尾花（Iris）

●學名：*Iris florentina*

●英文別名：Orris（指根部）

●使用部位：乾燥、處理過的根部

●行星：金星

●元素：水

●魔法效用：愛、靈性覺知

這個植物，是以希臘的彩虹女神愛希斯命名的。

乾燥、炮製過的鳶尾花根（Orris）有著一種獨特、紫羅蘭般的氣息，紫羅蘭的氣息一直被認為與愛有關。在美國的民間魔法中，將研磨過的鳶尾花根部灑在床單和身上，可以喚起熱情的感受。

在所有種類的愛情儀式過程中，都可以吸聞鳶尾草根的甜美香氣。

除了吸引愛情，吸聞這個香氣（要同時做觀想，一如往常），能夠啓動你靈性與意識心智的連結。

46 茉莉（Jasmine）

● 學名：*Jasminum grandiflorum*（印度茉莉／大花茉莉）、*Jasminum officimale*（藥用茉莉）、*Jasminum sambac*（阿拉伯茉莉／小花茉莉）

● 使用部位：新鮮花朵、原精

● 行星：月亮

● 元素：水

● 魔法效用：愛、平靜、靈性、性、睡眠、通靈夢境

茉莉花（以及玫瑰與橙花）是榮登價格最高的香氣植物之一。一、二毫升的純正茉莉原精，就要價四十美元以上。

茉莉是一種高貴且充滿喜悅能量的香氣。

今天市售的茉莉花精油，也許百分之九十九都是仿冒的。你可以輕易從那些產品令人不舒服的甜味，散發出的化學氣味，以及便宜的價格來判斷。價格加上你的嗅覺，就足以辨別這個產品是不是來自眞正的茉莉。

昂貴精油的另一種替代品，就是新鮮的茉莉花。但是，許多被當成茉莉花來賣的植物（例如夜花茉莉），甚至跟它不是出自同一個家族。只有列在前面的那些植物，可以作爲魔法芳療的目的來使用。如果找不到其他的替代方案，那就買一小罐茉莉精油省著點用吧。

茉莉常常被稱爲「花中之王」（而玫瑰是花中之后），這也許是因爲它的原精呈現令人驚訝的深色，也可能是某些專家，在它身上嗅到了動物般的底調，像是羅勃・滴莎蘭德在《芳療的藝術》中，就將茉莉歸類在陽性（男性）植物。

然而在中國，這種芬芳的花朵卻是象徵女性。傳統的芳療師，使用茉莉來減輕婦女的生殖問題與助產。此外，它美麗的花朵與可人香氣似乎更普遍地與女性能量相關。

因此，與芳香療法的傳統相違背，我將茉莉歸於陰性（女性）植物，由月亮主宰，具有水元素的特質。

因爲它強烈的氣息、稀有與高價，滴一滴茉莉原精在棉花球上，就足以達到以下的目的。

茉莉是一種會直接影響我們情緒的強力香氣，這讓它成爲愛情儀式上絕佳的選擇。帶著適當的觀想，吸聞這香氣，將可強化進行中的關係，或是開拓一段新關係。

它的芳香不但能提振我們的精神，還會驅散沮喪和緊張，停止我們對明天的擔憂。即使你不做觀想，也一樣可以得到這些改變——就只要吸聞它。

茉莉給人平靜、撫慰人心的氣息，對於放鬆身體也極爲有效。搭配適當的觀想，這種香氣可以帶領我們進入高度靈性覺知的狀態。留意在這香氣中所顯化的神聖能量，將它吸聞，與一切存有背後的能量連結。

茉莉原精最富盛名的用法，是喚起性慾。帶著適當的觀想，茉莉的香氣創造了性衝動所需要的心智、情緒與身體的反應。

茉莉也被用來治療情緒性的性功能障礙（對女性來說，無法享受性接觸或是達到高潮；對男性來說，同樣的兩個狀態以及勃起障礙、射精障礙），試著聞一聞，並且觀想。

渴望好好睡一覺的人，聞一聞原精，可能也會因此創造出靈性夢境。

茉莉原精的香氣與它可能的用途，遠遠高過它的昂貴售價。

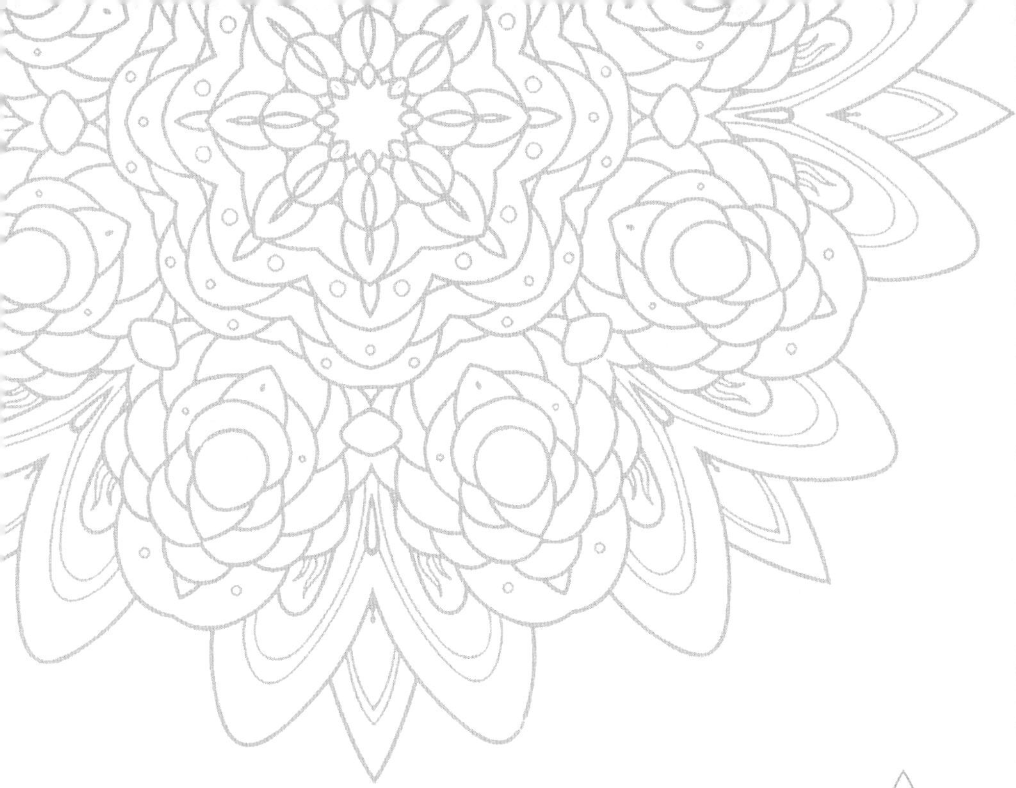

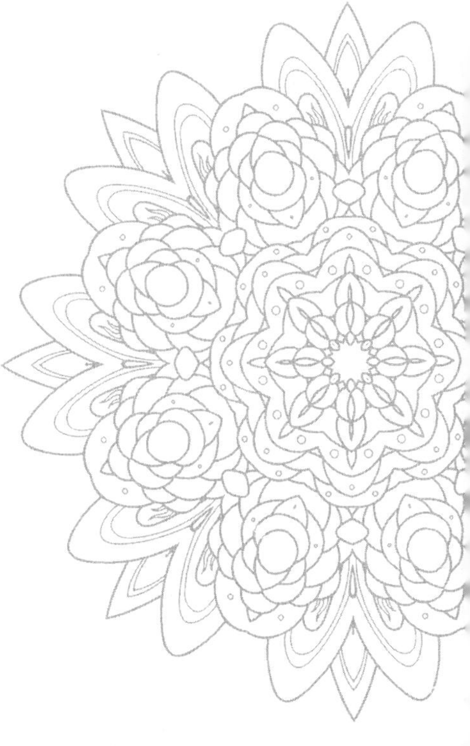

47 杜松（Juniper）

● 學名：*Juniperus communis*
● 使用部位：精油、乾燥果實
● 行星：太陽
● 元素：火
● 魔法效用：保護、淨化、療癒

在古代的蘇美與巴比倫，人們會燃燒杜松獻給神明與女神；埃及的燃香配方中也經常使用杜松，它被獻給印娜娜以及她後來相應的女神伊什塔爾。相隔幾世紀之後的歐洲，人們將杜松枝條點燃，帶到原野和田地的四周來釋放它保護的能量——保護牲口與農作物。杜松在西藏是常見的儀式用燃香材料，美洲印第安部族也用得很多。

杜松精油現在被傳統芳香療法用來爲身體排毒，作爲驅蟲劑（寄生蟲）以及抗菌防腐的用品。這似乎與上面提到過，淨化家與田地的魔法用途一致，也能用來驅除負面能量，特別是在爲個人或場所施行淨化的保護儀式中。

吸聞杜松精油，同時觀想它的能量守護著你遠離負面性與危險。或者，爲了內在的淨化，聞一聞杜松，並且觀想。

你也可以把杜松當作健康維持儀式的一部分。定期聞一聞它的香氣，同時觀想自己正確地飲食、運動與正面思考。

48 薰衣草（Lavender）

●學名：*Lavendula officinalis*

●使用部位：新鮮花朵、乾燥花朵、精油

●行星：水星

●元素：風

●魔法效用：健康、愛、禁慾守身、平靜、意識心智

早在古希臘羅馬時期，薰衣草就已家喻戶曉，它被用來爲洗澡水增添香氣，並且當成燃香獻給神明。在北非，婦女用這個植物來防衛丈夫的不良對待。薰衣草的香氣，據說能平靜不馴的獅子與老虎。

入浴之前，滴九滴薰衣草精油到浴缸裡，同時觀想健康良好的生活。連續一週，每天洗一

次薰衣草浴，作爲增進健康的儀式。

薰衣草長久以來都與靈性之愛有關。因爲它是由水星所主宰，這個行星與意識心智相關，薰衣草提升愛的效果，似乎來自它能改變我們思考愛的方式。換句話說，在用薰衣草實施吸引愛的儀式時，刺激情緒中心，繼而重新程式化我們的意識心智。帶著觀想，聞一聞薰衣草香，可以幫助我們正確表達自己的需要。

這種香氣也可以被用於維持獨身。雖然完全沒有性的念頭或性的需求（即使是自慰），似乎與人性相違背，但有些時候，我們確實需要如此。薰衣草可以在這種時刻派上用場。

薰衣草帶來了平靜，驅散了憂鬱。從很早以前，這個香氣就用於這個目的。傑拉德主張：「聞一聞薰衣草純露，或是用它塗一塗太陽穴與前額，可以讓人平靜下來。」薰衣草香氣也能減輕頭痛。

薰衣草能平息狂暴不羈的情緒狀態，讓我們的感覺回到意識的控制之下。當我們處在那樣的狀態下，經常受困於痛苦的思想中而無法掙脫。薰衣草修正了這個不平衡，注入健康的理性來安撫我們的情緒。因此它的香氣，可被用來全面強化意識心智。（昨天下午，我在計算一張精油訂單的時候應該用它才對。）

灑一點在枕頭上，它能迎來一覺好眠。

49 檸檬（Lemon）

● **學名：*Citrus limonum***
● **使用部位：精油、新鮮的果皮**
● **行星：月亮**
● **元素：水**
● **魔法效用：健康、療癒、身體能量、淨化**

這種精油是從檸檬的外皮冷壓而來，有著水果本身清爽的香氣。

爲了下述目的，如果你無法取得精油，只要磨碎一顆檸檬的外果皮（有顏色的部分），包在一片薄棉布裡，擠壓一下，然後聞一聞就行了。（去皮後的檸檬做什麼用呢？擠成果汁，加水稀釋來喝，最好不要加糖，檸檬汁對身體有全面的調理效果。證據顯示，喝檸檬汁能刺激白血球對抗感染，而且較不刺激。）

吸聞這股新鮮的氣息，還可以回復和維持健康，作爲正統醫療的輔助。觀想它的能量強化你的身體，並且平衡兩種心智。在生病的狀況下，觀想香氣擊退了發炎症狀。對於傷口，觀想香氣鼓舞細胞茁壯，達到療癒的結果。

檸檬鮮活的香氣能啓動身體活力，消除阻滯。吸聞新鮮的檸檬皮或是精油，作爲早上起床第一件事，是一杯咖啡的芳香替代品。觀想它的香氣，重新活化並激勵中樞神經系統。

吸聞這個香氣，還能夠帶來淨化。放幾滴精油在擴香儀或是精油燈裡，讓你家的能量帶著純淨提振運作起來。

將未稀釋的檸檬精油，加入泡澡水或塗抹於皮膚會造成刺激，宜避免這樣使用。

50 檸檬香蜂草（Lemon Balm）

● 學名：*Melissa officinalis*
● 英文別名：Melissa
● 使用部位：新鮮葉片、精油
● 行星：木星
● 元素：風
● 魔法效用：平靜、金錢、淨化

好幾個世紀以來，人們都用新鮮的檸檬香蜂草葉片來擦拭木質傢俱，這不只是爲了讓傢俱閃閃發亮，也是爲了驅走「邪靈」。

自古羅馬時代開始，人們就一直將新鮮的檸檬香蜂草插在蜂巢上，用來吸引蜜蜂。在卡姆

（Kamm）引述的古法中（編按：請見參考書目），整株檸檬香蜂草，包括根、莖、葉與花，乾燥後以絲線縫在一塊麻布上，然後穿戴在衣服底下，可以讓穿著者變得「人見人愛、博得他人的贊同」，甚至每個願望都能實現，確保永遠幸福快樂。

乾燥的葉片對於魔法芳療來說，是無效的，即使它們仍保有清淡的香氣。新鮮的葉片（或精油），對於下述的用途才是必需的。

新鮮和精油形式的檸檬香蜂草，具有清新、檸檬般的氣味，那非常類似眞正檸檬的味道。這種香氣，是天然的鎭靜劑。它會舒緩緊繃的肌肉，安撫永不止息的思緒。正因如此，它常常創造出一種揚升的感受，使人變得圓融，進入平安之中。帶著觀想，吸聞檸檬香蜂草的香氣，可以減輕憂鬱，讓浮躁的情緒獲得安息。

早在卡爾培波的時代，它就因這樣的特質而聞名。它「從腦中趕走所有的掛慮與擔憂」，這位有名的藥草學家這麼寫道。

我們當中那些有金錢問題煩惱的人，應該要覺知到，是我們自己創造了這些情境。吸聞檸檬香蜂草那令人喜悅的香氣，同時觀想自己允許金錢進入生命。這麼做之所以會有效，是因爲你移除了自己內在設下的，不願接受金錢的障礙。我們或許無法有意識地覺知到這些障礙，但它們就是在那裡。

這個香氣是如此清爽宜人，適合在每天或每週的個人淨化儀式中使用。

檸檬香蜂草精油非常昂貴，很難找到純的、未經稀釋過的形式。

◆**警告：檸檬香蜂草精油可能會引發過敏反應，請依個人體質使用。**

51 檸檬草／檸檬香茅（Lemongrass）

●學名：*Cymbopogon citratus*

●使用部位：精油、新鮮或乾燥葉片

●行星：水星

●元素：風

●魔法效用：靈性覺知、淨化

檸檬草在亞洲、墨西哥和南美洲的料理中，用得很多，它有著強烈的檸檬風味。人們發現，透過吸聞它的香氣和觀想，能夠開展靈性覺知。將乾燥的葉片弄碎（或是用手指尖揉一揉新鮮的檸檬草葉），讓香氣釋放出來，吸聞它，將喚醒你的靈性心智。

就像所有帶檸檬香調的植物和精油一樣，它可以用在個人的淨化儀式上。但是不要加在浴缸裡，它對皮膚具有刺激性。

52 檸檬馬鞭草（Lemon Verbena）

● 學名：*Lippia citriodora*
● 英文別名：Verbena
● 使用部位：新鮮葉片、精油
● 行星：水星
● 元素：風
● 魔法效用：愛、淨化

所有這些冠上「檸檬」的植物及其精油，經常造成人們的混淆。檸檬馬鞭草尤其常被誤認，有些人以爲它和馬鞭草（Verbena officinalis）——一種完全不同的植物——是一樣的。純正的檸檬馬鞭草精油非常昂貴，而且毫不令人驚訝的是，它有著熟悉的氣味。

如果你可以取得新鮮的檸檬馬鞭草葉片，費用則便宜得多。（知道為什麼你應該要自己種了嗎？）自兩百年前，這個植物從原生地智利引進歐洲時，它就一直被用來吸引靈性之愛。方法是研磨新鮮的葉片或吸聞精油，同時觀想靈性之愛。

它也有極佳的淨化功效，你可以把精油加到擴香儀裡來吸聞，但不要把精油加到洗澡水裡。

53 紫丁香（Lilac）

- 學名：*Syringa vulgaris*
- 使用部位：新鮮花朵
- 行星：金星
- 元素：土
- 魔法效用：愛、淨化

新鮮紫丁香的花香，曾一度被認爲可以驅逐惡靈。

跟許多花朵一樣，紫丁香能用在擴展愛的儀式當中。這些季節性的花朵，香氣中滿是愛的能量。

吸聞從這淡紫色花朵中升起的香氣，來淨化你的內在。若要淨化家的能量場，就在房間裡

分別放一些新鮮的紫丁香花。

紫丁香在加州算是較稀有的，因爲大部分的品種必須夠冷才能開花。不過，我還是盡可能每年聞它的花朵一至二次。

眞正的紫丁香精油，目前尚無法取得。

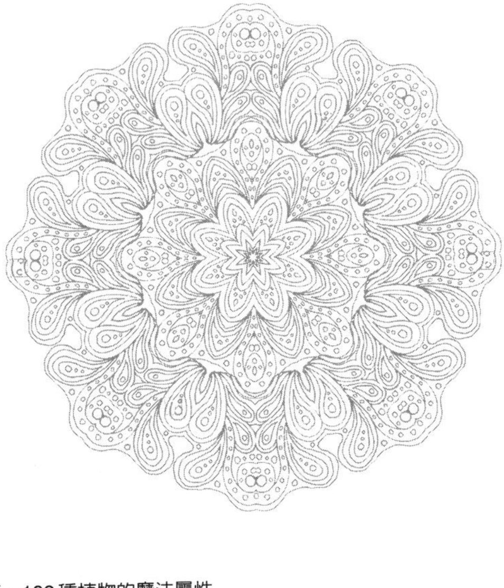

54 百合（Lily）

- **學名：*Lilium spp.***
- **使用部位：新鮮花朵**
- **行星：月亮**
- **元素：水**
- **魔法效用：平靜、減輕破裂關係的痛苦**

有許多與高貴的百合花有關的傳說，它在全歐洲曾是用來獻給女神的花卉。在克里特，百合被獻給布里托瑪耳提斯（Britomartis）；在希臘，獻給希拉（Hera）；在羅馬，獻給朱諾（Juno）。後來，它又被聖化並「改宗」來象徵聖母瑪利亞。

懷爾德的《芳香花園》（Wilder, *The Fragrance Garden*，請見參考書目）中，記錄了許多有關百合的軼事。它的香氣雖然甜美，如果吸聞太久，卻被認爲對健康有害。如果人們睡在佈滿新鮮百合的房間裡，甚至可能導致死亡。

爲了預知孩童的性別，人們曾經一手拿著百合，一手拿著玫瑰靠近孕婦。如果她選擇了百合，就表示懷著男孩；如果是玫瑰，就會生女孩。

百合是古時候異教春天節慶的最佳象徵，現在則被基督教會用來表徵復活節。

長久以來，百合花與女性精神性的連結，使得它非常適合那些想掙脫父權社會束縛的女人使用。我不是女性，不知道這種花的香氣可以顯化什麼。不過，有個建議：聞一聞，與古代女性的精神性（女神）同調，觀想自己是一個活躍的、充滿生命力的女人，掌控著自己的生活。任何時候，當你覺得受壓迫於父權體制時，就這麼做。

百合的香氣，也能安撫並爲它的推崇者深深注入平靜的感受。

這個香氣還有一個特殊的魔法，是能平息曾經相愛、後來破裂的關係的痛苦。經常地吸聞它的香氣，同時觀想自己是一個快樂、調適得很好的獨立個體，即使少了她或他在身邊，一樣可以好好地生活下去。一旦你達到這個狀態，創造一個愛的儀式，挑選一種能幫你達成這個目標的精油與植物來用（你有很多選擇）。

55 鈴蘭（Lily of the Valley）

- 學名：*Convallaria magalis*
- 使用部位：新鮮花朵
- 行星：水星
- 元素：風
- 魔法效用：平靜、意識心智、記憶

太陽神阿波羅找到這種植物，並將它獻給阿斯克勒庇厄斯（Aesculapius，編按：希臘醫藥之神）。

鈴蘭著名的危險，來自於內用而非吸聞它的香氣。再次提醒你，不要將任何沒有做特別標示的東西，拿來服用、加入洗澡水或是擦在皮膚上。

這種小小的植物，會開出一串白色、鈴鐺形狀的花朵，傳送著被卡爾培波形容爲「討喜、令人愉悅」的香氣。這種香氣，可以爲人帶來平靜並強化意識心智，帶著觀想，它會提升你想起舊資訊的能力，強化你的記憶力。

爲了這些魔法目的，使用鈴蘭花時必須採用鮮花。上次我聞鈴蘭的時候，是四腳著地趴在地上，左耳貼在地上到處聞。老實說，這眞不是個讓人平靜的姿勢啊。

有時候，春天時可以在花店買到剛切下的鈴蘭，但迄今眞正的鈴蘭花精油仍無法買到。

56 萊姆（Lime）

●學名：*Citrus aurantifolia*
●使用部位：精油、新鮮果皮
●行星：太陽
●元素：火
●魔法效用：淨化、身體能量、保護

純正的萊姆精油，呈現出這種水果潑辣的柑橘味。若要使用它的果皮，用一顆新鮮萊姆，磨下表皮有顏色的部分，包在一塊薄棉布裡，擠壓一下，然後吸聞。

有趣的是，萊姆的香氣非常近似檸檬，卻又有點不太一樣。它的氣味是更飽滿、更鮮明的，任何曾經聞過新鮮萊姆或它果皮的人立刻就能辨識出來。

一如所有柑橘調的香氣，在個人淨化的儀式中，它們都是很有效的。這種強力的香氣（由太陽所主宰）可以爲身體充電，再度賦予身體活力。

帶著適當的觀想，它可以被用在個人能量場的保護上。

57 肉豆蔻皮（Mace）

●學名：*Myristica fragrans*
●使用部位：肉豆蔻果核外所包覆的紅色外膜
●行星：水星
●元素：風
●魔法效用：靈性覺知

肉豆蔻皮散發出一種強而有力的辛香氣息，它在烹飪上的用途廣爲人知。

若要增加靈性覺知，你可以舒服地坐著，並吸聞這個香氣，同時觀想它穿透你的意識心智，突破意識心智的嚴密防守，進入到你深層的意識之中。在那裡，靈性覺知將會開始綻放。

58 木蘭（Magnolia）

●學名：*Magnolia spp.*

●使用部位：新鮮花朵

●行星：金星

●元素：水

●魔法效用：愛

在中國，木蘭一直是女性英雄的象徵。上一次，我前往路易斯安那州旅行時，巴頓魯治（編按：路易斯安那州首府）和紐奧良街道的兩側，立滿了開花的木蘭樹，空氣中飄滿了豐富濃郁的芳香。

吸聞新鮮木蘭花的香氣，可以增加你接受愛與給出愛的能力。

可惜的是，目前尚無法買到純正的木蘭精油。

59 馬鬱蘭（Marjoram）

- 學名：*Origanum marjorana*
- 使用部位：新鮮葉片與花朵、精油
- 行星：水星
- 元素：風
- 魔法效用：平靜、禁欲獨身、睡眠

自古羅馬時代開始，馬鬱蘭的氣味就被認爲能夠使人長壽。據說，維娜斯女神賦予這個植物芳香。有一個奇怪的傳說是，如果有人笨到去聞馬鬱蘭的氣味，會被這種植物扯掉鼻子——對它辛辣氣味的一種描述。（編按：該則傳說或許是指野馬鬱蘭 Orignum vulgare）

這是一種讓人平靜下來的香氣，可以用來平撫焦慮和所有激動的情緒狀態，例如悲傷、迷戀、對於朋友或所愛之人過世的反應。它甚至對於抑止性慾也管用。

馬鬱蘭還可以提升睡眠品質，若吸得過多，可能會讓你一瞬間倒頭就睡。對於靈性的層次而言，在進行任何儀式之前，吸聞馬鬱蘭幾秒鐘，可以促進儀式意識（對於成功的儀式來說，必須結合靈性心智與意識心智）的增強。不過，吸聞過多它的精油或新鮮藥草的香氣，可能會讓你在整個儀式過程中昏昏欲睡。所以，適量就好。

◆**警告**：派崔西亞．戴維斯在《芳香療法大百科》中警告孕婦，不宜使用馬鬱蘭精油，以免傷害胎兒與母親。

60 繡線菊（Meadowsweet）

●學名：*Spiraea filipendula*

●使用部位：新鮮葉片、乾燥葉片

●行星：木星

●元素：風

●魔法效用：平靜、愛

傑拉德說，繡線菊的香氣「讓心喜悅」，不會引起頭痛也不會讓食欲降低。

在歐洲的傳統魔法當中，繡線菊的能量一直與愛有關，它的香氣眞的可以被用來擴展我們給出愛和接受愛的能力。帶著觀想，然後吸聞它的香氣。

61 瓜果（Melon）

●使用部位：新鮮水果
●行星：月亮
●元素：水
●魔法效用：療癒、健康

瓜果的香氣（尤其是哈蜜瓜、瓜果，還有其他人們喜愛的各種瓜類），能夠強化身體並增加自我療癒力，維持我們良好的健康。

要達到這些目的，只要吸聞果香，同時做觀想。觀想可口的香氣，充滿了你的身體，想像它增強自我保護、對抗可能感染的能力，然後吃掉這顆水果，完全地吸收它的能量。

62 銀合歡／金合歡（Mimosa）

●學名：*Acacia dealbata*
●使用部位：新鮮花朵
●行星：土星
●元素：土
●魔法效用：通靈夢境、愛

這些圓圓的黃色花朵，散發的甜美香氣可以創造靈性夢境。在入睡之前，吸聞銀合歡／金合歡的香氣，觀想它打開一道通向你靈性心智的門。然後，在你的夢中，接收對於可能未來的模糊預見，即使是從你的深層意識，透過象徵語言傳遞而來。

就像大部分的花朵，這種香氣結合觀想，可以召喚愛的到來。

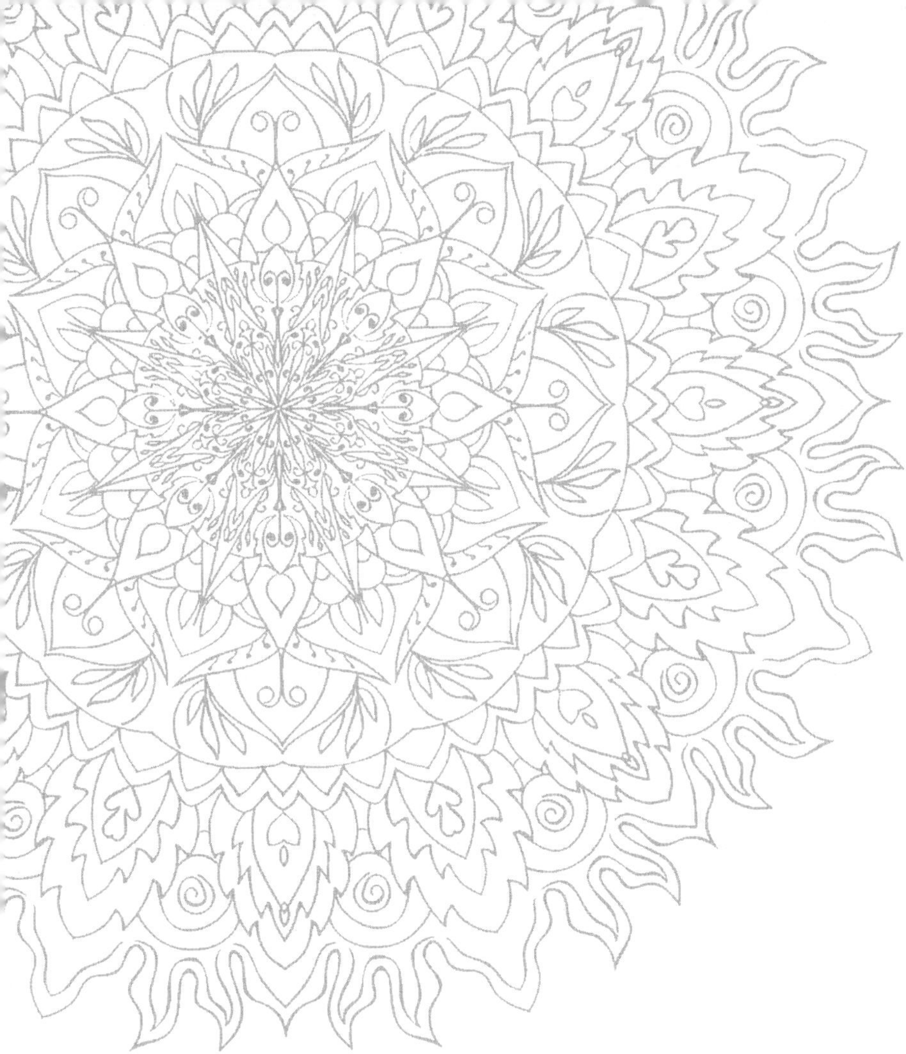

63 艾草（Mugwort）

● 學名：*Artemesia vulgaris*
● 別名：艾蒿
● 使用部位：新鮮葉片
● 行星：金星
● 元素：土
● 魔法效用：靈性覺知、通靈夢境、星光體投射

長久以來，這個外表漂亮的植物，一直和占卜的幽冥世界與月亮有關。它的氣味，可以平靜意識心智，並打開深層的意識。

要提升靈性覺知，可以吸聞艾草研磨過的新鮮葉片的香氣，同時做觀想。若想得到靈性夢

境，就在臨睡之前聞一聞它。

想要利用它傳奇的星光體投射效用（將意識從身體分離出來，不受距離與時間的限制而旅行，編按：俗稱靈魂出體），可以在進行這個嘗試之前，聞一聞艾草的香氣，同時觀想對這個能力受到完美控制。

◆**警告**：艾草精油被認為是有危險的，不建議使用。

64 沒藥（Myrrh）

- 學名：*Comniphora myrrha*
- 使用部位：精油、沒藥樹脂（oleo-gum-resin）
- 行星：土星
- 元素：水
- 魔法效用：靈性、冥想、療癒

沒藥樹脂帶有豐厚的苦味。這種異國風的物質，被用在魔法與宗教上至少已有四千年之久。

吸聞沒藥精油或磨碎的樹脂，那氣味將喚醒你對於日常事物背後的靈性實相的覺知。這是在施行宗教儀式前後絕佳的燃香，它帶來的意識擴展也能撫平恐懼，以及對於未來的困惑。

同樣地，在靜心之前，聞一聞沒藥可以讓心更加專注。吸聞它獨特的木質苦味，同時觀想，也可以加速身體疾病的復原。

精油對於魔法芳療是最好的，因爲它釋放的香氣，比乾燥的沒藥樹脂更強烈。

65 水仙花（Narcissus）

● 學名：*Narcissus spp.*
● 使用部位：新鮮花朵
● 行星：金星
● 元素：水
● 魔法效用：愛

在中國，好幾世紀以來，水仙花的鱗莖被放在裝著石頭和水的碗裡。它們「被迫」在中國農曆年前開花，爲人們召來好運。這個方式，現在在那個廣大的國家仍然持續著。

這個植物的名字，可能不是依據那位愛上自己水中倒影而溺斃的少年而命名的。老蒲林尼說，它的名稱來自於 narkao 這個字，意指使人麻痺，因爲這種植物在內服時，對於神經系統有著劇烈的作用。千萬不要食用這個植物的任何一個部位。

這些漂亮的花朵（黃水仙也是其中的一員），散發著甜美可人的芳香。在魔法上，一直被用來顯化一段新的關係，或是深化一份與某人相互間的愛，紫色的水仙花品種似乎最適合這個用途。

在中東，它的香氣被認爲能激發性慾。

66 旱金蓮（Nasturtium）

● **學名：*Nasturtium spp.***
● **使用部位：新鮮花朵**
● **行星：火星**
● **元素：火**
● **魔法效用：身體能量、保護**

這個名字源自拉丁文 narsus（鼻子）以及 tortus（扭曲），意思是扭曲鼻子的東西。老蒲林尼說，燃燒旱金蓮的氣味可以驅走蛇。

我在開始喜歡它帶點苦味、胡椒似的氣味之前，真的吃過它的花朵，那嚐起來就像是舌頭著火一般。旱金蓮強烈的氣味，可以即時為我們注入能量，提供身體之所需。起床後，第一件事就是聞一聞它的新鮮花香。即使你太睏了沒辦法觀想，也會爲這一天獲得很棒的開始。這種香氣可以全力喚起意識心智，並爲身體充電。

就像黑胡椒一般，搭配觀想，這種氣味可以保護你自己和你的家，遠離物理性的攻擊與負面能量。觀想它的氣味環繞著你（或你的家），就像是形成一層看不見的保護罩。

67 橙花（Neroli）

● 學名：*Citrus aurantium*
● 英文別名：Orange Blossom或Orange Flower
● 使用部位：精油
● 行星：太陽
● 元素：火
● 魔法效用：淨化、喜悅、性

橙花精油是由苦橙樹的花朵蒸餾而來，極爲昂貴但也非常值得，因爲它濃烈、豐富的氣味能夠用於以下的魔法變化：

一、自我淨化。吸聞同時觀想：這個氣味燒掉了所有負面的思想模式、有害的習慣，與你對生物電能與心智的其他誤用。

二、喜悅。聞一聞這奢華的香氣，可以提振你的精神，並至少暫時放下憂鬱的情緒。某種程度上，這是一種自我淨化，甚至可以創造出狂喜的感覺。

三、性關係。吸聞同時觀想：你的身體、情緒、心智與靈性與所愛的人連結。它的效果並不是真的能夠催情，而是透過橙花精油平息意識心智的批判，安撫對於性「表現」的擔憂，進而有助雙方都能感受到性的滿足。

派崔西亞．戴維斯在她絕佳的著作《芳香療法大百科》中說道，橙花香氣的功用解釋了爲什麼它們一直是最受歡迎的新娘花環用花。

橙花精油雖然昂貴，但有著如此誘人的香氣，實在值得投資購入。

68 綠花白千層 (Niaouli)

● 學名：*Melaleuca viridiflora*
● 英文別名：Gomenol
● 使用部位：精油
● 行星：水星
● 元素：風
● 魔法效用：保護、療癒

你應該不至於把它和橙花搞混（編按：兩者的英文名稱很像），因爲綠花白千層是一種截然不同的精油，帶著非比尋常的氣味。它有點像是尤加利，卻又有著一種厚重、幾乎像是松樹的調性。它的香氣，在重振與使人精神煥發上，效果超棒的。

綠花白千層精油在克服「靈性攻擊」上很有幫助，不論是眞實的或是想像的（就跟通常的例子一樣）。我將靈性攻擊定義爲有意識地、故意將充滿負面的能量，朝向一個特定的人釋放，並帶著傷害此人的意圖。

要對抗靈性攻擊，可以在起床後、入睡前，施行下列儀式，一天中也可以多做幾次。安靜地坐下，讓頭腦靜下來，滴幾滴綠花白千層精油在棉花球上，吸聞這強烈的新鮮香氣。當你吸氣的時候，觀想它的能量與你的能量混合，形成一個無法穿透的屏障，對抗所有可能指向你的負面能量。

繼續吸聞這芳香，直到你覺得自己做得夠多了。在你完成儀式後，將棉花球放在一個小小的塑膠袋裡，不管走到哪裡都帶著它。一天之中，任何時候你感覺有需要，就使用同一個棉花球重複這個簡單但是強大的儀式。

綠花白千層的香氣不只可以振奮和保護，也能激勵我們身體的自我療癒。吸聞這個香氣，並且做觀想。

綠花白千層精油高貴不貴，它是我最愛的精油之一。

69 肉豆蔻（Nutmeg）

● 學名：*Myristica fragrans*
● 使用部位：乾燥的果核（堅果）、精油
● 行星：木星
● 元素：火
● 魔法效用：身體能量、魔法能量、靈性覺知、金錢

美國康乃迪克州曾一度因爲肉豆蔻而聞名。市儈的商人把木頭雕刻成很像這種高價香料的形狀，將這些「木頭果」魚目混珠，放在眞正肉豆蔻的貨物裡，來欺騙消費者並增加獲利。

曾經啜飲過眞正蛋酒的人，對於肉豆蔻強烈的辛香氣味一定不陌生。這個香氣，是如此溫暖並激勵身體，人們在任何需要大量釋放生物電能的魔法形式之前，都可以吸聞它。觀想它的

香氣（以及它的能量）喚醒並混合你自身的能量，來爲接下來的魔法行動做準備。

肉豆蔻的香氣，很適合用來將金錢帶入生命。聞一聞，並且做觀想。

在民間藥草魔法中，肉豆蔻一直被用來連結靈性心智，你也可以爲了這個目的召喚它的香氣。

◆**警告**：大量使用肉豆蔻精油具有毒性，不宜長時間吸聞，也不要加到洗澡水裡。

70 橡樹苔（Oakmoss）

●學名：*Evernia prusnatri*
●使用部位：整株、乾燥植株
●行星：木星
●元素：土
●魔法效用：金錢

長久以來，這種地衣（不是苔蘚）甜美的泥土氣息，一直被用於製作化妝品香水。在魔法功效上，橡樹苔可以增加金錢之流，以及擴展個人的財源。

想要達到這一點，只要用你的指尖揉碎一點淺灰、淡黃色的橡樹苔，吸聞它的香氣，並且做觀想。那泥土系的辛香氣味，似乎滲透了金錢的能量。

橡樹苔原精，應該不難買得到。

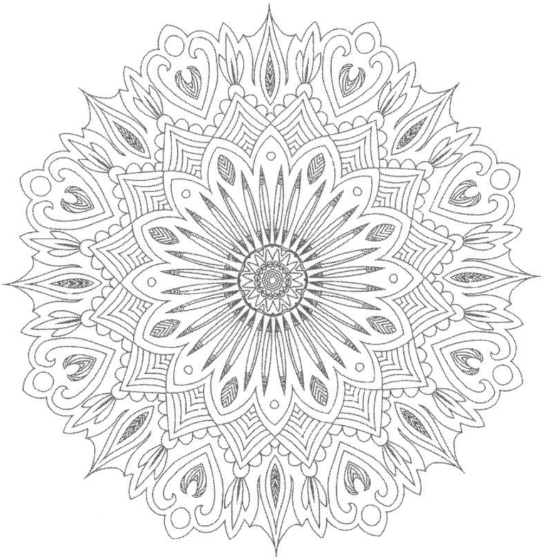

71 洋蔥（Onion）

●學名：*Allium cepa*
●使用部位：新鮮鱗莖
●行星：火星
●元素：火
●魔法效用：勇氣、保護

看到這種蔬菜也被列入，有些人恐怕會感到疑惑，但是它的氣味如此鮮明，必須被含括進來才行。

想要倍增勇氣，你可以將新鮮洋蔥的尾端薄切下來，聞一聞它刺鼻的氣味。吸聞這氣味（擦擦眼淚，如果有必要的話），感覺它消蝕掉你對自己能力的懷疑，堅定你的決心，帶給你勇氣去做你必須做的。

這個香氣，也可以用來保護你的家。用一把鋒利的刀，將一顆新鮮的洋蔥切成四等份，將四分之一等份的洋蔥放在紙盤子上，放在每個房間裡，觀想這個難以抗拒的氣味，設下了一個強力屏障來阻擋不好的能量。

然後，打開門窗（如果天氣許可的話），持續你的觀想至少幾分鐘。將所有的洋蔥收集起來，放到屋外，這味道可能會讓你的鄰居以爲你在煮什麼恐怖的大餐。某種意義上來說，你這是在召喚洋蔥強力的保護能量，來守衛你的家。

有人認爲，洋蔥的氣味可以催情。這一點恐怕，呃，有待驗證。

72 甜橙（Orange）

● 學名：*Citrus sinensis*

● 使用部位：新鮮果皮、精油

● 行星：太陽

● 元素：火

● 魔法效用：淨化、喜悅、身體能量、魔法能量

果皮有顏色的部分或甜橙精油，帶給我們熟悉的甜美、柑橘調氣息。如同橙花一樣，這種香氣很適合用於自我淨化，可以將憂鬱的情緒轉化爲平靜，甚至喜悅；它可以在需要的時候，不論是在世俗工作或魔法儀式上，使生物電能持續增加。

大量使用時，這種香氣可能會讓人昏昏欲睡。

73 玫瑰草（Palmarosa）

●學名：*Cymbopogon martini*
●使用部位：精油
●行星：金星
●元素：水
●魔法效用：愛、療癒

玫瑰草精油，是由與檸檬香茅非常相近的植物蒸餾而來。這種精油有著柑橘及玫瑰的香氣，讓人精神爲之一振且難以抗拒。

在吸引愛情的儀式中，可以吸聞玫瑰草精油並做觀想。雖然它的作用不如玫瑰、茉莉等精油那麼強烈，在達成你需要的改變時仍能盡到份內工作。而且好處之一是它的價格低多了。

吸聞玫瑰草並且觀想，再加上適當的治療，將會加速復原的速度。一天至少聞一次，同時觀想身體在一個健康、痊癒、圓滿的狀態。

有些人不喜歡玫瑰草的味道。它的香氣較不尋常，有點像是已經混合好的配方。但是，它的確有異國情調又價格親民。

74 歐芹／巴西利（Parsley）

- 學名：*Petroselinum sativum*
- 使用部位：新鮮藥草
- 行星：水星
- 元素：風
- 魔法效用：保護

那些只認識乾燥後的歐芹的人，可能會對它新鮮的藥草氣味感到很驚訝。這種料理用藥草的獨門特色之一，就是它能夠對抗強烈的氣味——例如大蒜。在處理過大蒜瓣後，將新鮮歐芹擦抹在手上，可以清理大蒜的氣味。

聞一聞新鮮、揉搓過的歐芹，同時觀想，可以保護你的家和你自己的能量場。將一把新鮮的歐芹葉片（在每個地方的市場裡都可以買得到），放在一玻璃瓶的水中，它就能散播保護能量。

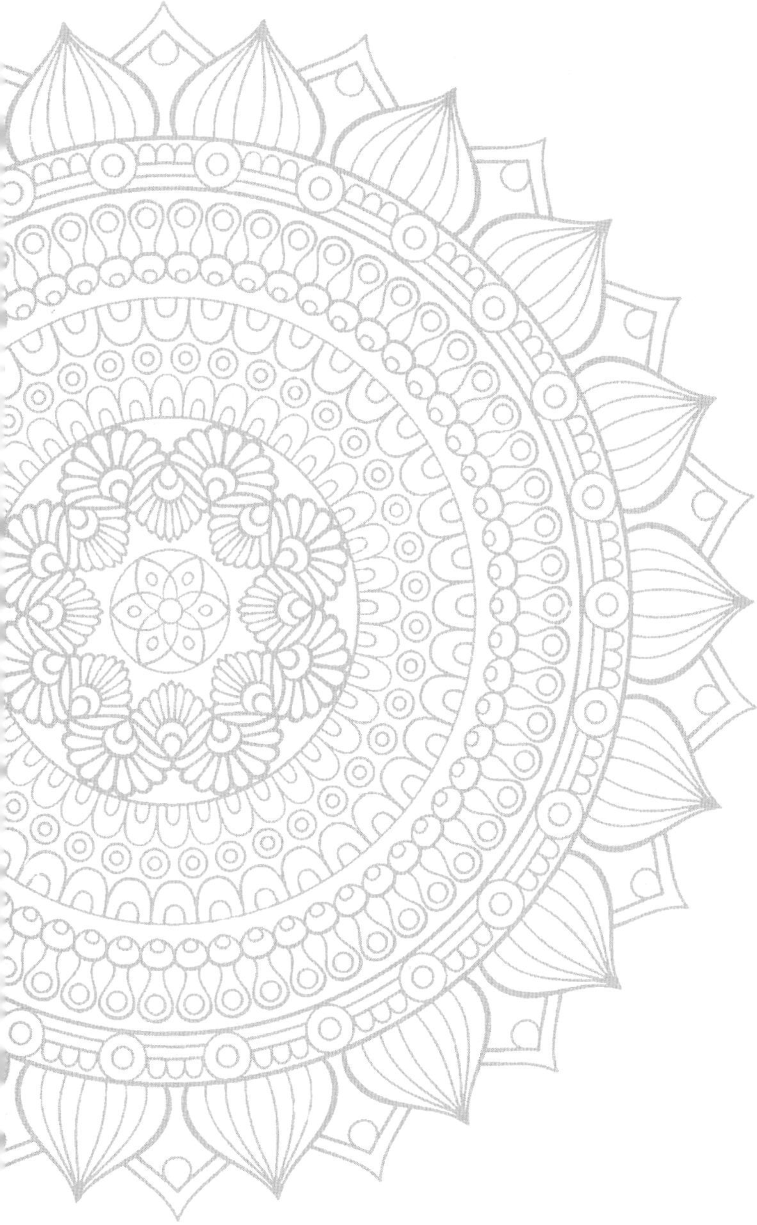

75 廣藿香（Patchouly）

●學名：*Pogostemon patchouli*
●使用部位：乾燥葉片、精油
●行星：土星
●元素：土
●魔法效用：性、身體能量、金錢

向被貶低的可憐廣藿香，表現一點同情心吧！在充滿迷幻藥的六〇年代之後，這種香氣曾經廣泛深入群眾，因爲混摻的廣藿香氣味被用來掩飾大麻的味道。直到今天，許多人還是不喜歡廣藿香的氣味。

純正的廣藿香精油，帶有深層的、濃郁的香氣。它精確的捕捉到乾燥植物那泥土調、麝香調的甜美，精油和乾藥草形式都非常適合用在魔法芳療中。

廣藿香的氣味能有效地催化性慾，爲此被讚頌了至少超過一世紀之久。搭配適當的觀想，廣藿香可以釋放對於性的焦慮，爲它的使用者準備令人享受的性體驗。

想讓自己在早晨開始精神奕奕的一天，只要聞一聞廣藿香精油幾秒鐘就好，它會很快讓你發動。

我大概不會是唯一一個，挖起肥沃、充滿植腐的土壤，發現它和廣藿香的氣味很相像的人。因爲這個有趣的連結，廣藿香很適合用來顯化需要的金錢。把這深色的精油，滴幾滴在棉花球上，吸聞並且做金錢觀想。

76 胡薄荷／普列薄荷（Pennyroyal）

- 學名：*Mentha pulegium*
- 使用部位：新鮮與乾燥葉片
- 行星：火星
- 元素：火
- 魔法效用：身體能量、意識心智、保護

早在公元一千年左右，人們就在旅途中，吸聞新鮮的胡薄荷葉混苦艾來預防暈船。

聞一聞它的新鮮葉片，這刺鼻的氣味可以復甦身體能量，清理並增強意識心智，還可以減輕頭暈眼花。

它的氣味具有保護性，吸聞的同時可以做適當的觀想。

◆警告：胡薄荷精油危險性高，宜避免使用。

77 胡椒薄荷（Peppermint）

●學名：*Mentha piperita*

●使用部位：新鮮與乾燥葉片、精油

●行星：水星

●元素：水

●魔法效用：意識心智、淨化

早在古羅馬作家蒲林尼的時代，胡椒薄荷的香氣就被用來激發意識心智，直到今日，這個效果仍然非常強大。胡椒薄荷的香氣還可以停止負面思想，讓你暫時脫離它的影響。

一如大部分激勵性較強的氣味，胡椒薄荷最好避免在晚上使用，除非你不介意熬夜到超過上床時間。

胡椒薄荷的氣味，對於自我淨化的儀式也相當管用。你可以帶著觀想吸聞它。若要淨化房間或整棟建築，收集一把新鮮的胡椒薄荷，放在好幾罐水中，每隔一段距離就放一罐。

78 苦橙葉（Petitgrain）

●學名：*Citrus aurantium*
●使用部位：精油
●行星：太陽
●元素：火
●魔法效用：意識心智、保護

苦橙葉是另一種由苦橙萃取的精油，由這種樹的葉片蒸餾而來。它的香氣十分鮮明，帶著柑橘般的底調。苦橙葉和橙花長得有點像，但是缺少橙花安撫的特質。

吸聞這種香氣，讓你的意識心智爲未來的工作作好準備。聞一聞它的香氣，能夠快速清理掉心智上的蜘蛛網，完全地將你喚醒。就像使用胡椒薄荷，這個動作能經常創造安適的感受，並且使思考的過程更加敏銳。

這種香氣結合觀想，可以用於個人的保護。

79 松（Pine）

- 學名：*Pinus sylvestris spp.*
- 使用部位：新鮮松「針」、精油
- 行星：火星
- 元素：風
- 魔法效用：療癒、淨化、保護、身體能量、魔法能量、金錢

在松樹林中散步，是令人心情愉悅的經驗，因爲空氣中飄散著清新的味道。

松樹的香氣，甚至能加速身體的復原。可以讓患者在療養的過程中吸聞（當然要結合適當的治療），也可以放一些在病房裡。

這種氣味很適合拿來做能量的淨化，尤其是在冬季。

揉碎松針（新鮮葉片）聞一聞，吸聞它的氣味可以獲得保護。觀想所有衝著你來的負面能量都被驅散，回到它們的施放者那裡去。

這種帶來活力的香氣可以增加生物電能，能用在魔法與生理的用途上。

最後，松樹潔淨的香氣也與金錢相連，吸聞並觀想它的氣息帶來了吸引金錢的能量，並將它們送進空氣中，爲你效力。

80 緬梔／雞蛋花（Plumeria）

- 學名：*Plumeria acutifolia*
- 使用部位：新鮮花朵
- 行星：金星
- 元素：水
- 魔法效用：平靜、愛

原生於墨西哥的雞蛋花，曾被古阿茲提克人用在飲料當中，來對抗恐懼與強化骨氣。若眞如此，這可是不尋常的，因爲這種植物的乳汁是有毒的。

除了在墨西哥的沙漠之中，雞蛋花也被廣泛種植在夏威夷和南太平洋的島嶼上，它們是製作花環時最受青睞的花卉之一。

每個品種的雞蛋花，香氣都略有不同（雞蛋花有好幾十種）。然而，它們都同樣擁有檸檬香氣一般，不會過於甜膩的香氣。

雞蛋花的香氣，可以用在觀想擊退恐懼、沮喪並促進和平。此外，它的香氣也可以用來顯化愛的關係。

如果你是採下鮮花，記得把聚集在花朵底部的乳汁擦掉。

美中不足的是，純正的雞蛋花精油並無法取得，不過，你可以在一些苗圃或網路商店中買到它的植株。（編按：現在市面上已可買到精油）

81 玫瑰（Rose）

●學名：*Rosa damascena*（大馬士革玫瑰）、*Rosa centifolia*（千葉玫瑰）

●使用部位：新鮮花朵、精油（蒸餾）、原精

●行星：金星

●元素：水

●魔法效用：愛、平靜、性、美

在歐洲「改信」基督教之後，玫瑰曾被嚴禁作爲聖母瑪利亞的象徵，因爲玫瑰過去與維納斯、酒神巴克斯（Bacchus），以及其他古典神明的關聯。一種花朵有著如此複雜的過去（酩酊與性愛），注定不符合童貞女形象。因此，更純潔的百合被拿來當作瑪利亞的象徵花朵。

作爲一種貴得不可思議的芳香材料，玫瑰在化妝品香水與魔法的使用上，有著悠久的歷

史。據說，它是第一種被蒸餾出來的精油（早在十世紀時的波斯）。製作時，需要非常大量的玫瑰花瓣，才能蒸餾出極少量的精油或原精，所以價格始終居高不下。

傳統上，蒸餾玫瑰花瓣所製成的精油稱爲玫瑰奧圖（otto）或玫瑰阿塔（attar）。玫瑰的香氣，也可以透過溶劑萃取後製成原精。兩者當中，原精被認爲略遜於奧圖，價格也比較便宜。

有些整體芳療師拒絕將玫瑰原精用在治療目的上，而偏好純正的玫瑰奧圖精油。有一部分是基於健康的理由，因爲很難在後續處理中，將溶劑完全從精油中移除。然而，每個人都有不同的選擇。溶劑萃取的玫瑰精油，時常被用在化妝品香水中，我在使用上一直都沒有什麼問題。

如果你負擔不起這種絕世好物，那就自行栽種或去買馥郁芳香的玫瑰鮮花吧。一般來說，顏色越深的玫瑰，香氣也會越濃。現代育種的玫瑰，去掉了多種豐富的香氣，許多花店裡的玫瑰其實是沒有香氣的。

接下來的魔法資訊，可適用於純正的玫瑰原精、玫瑰奧圖，或是新鮮的玫瑰花。當然，添加人工香精的是絕對不能使用的。

許多人想到玫瑰，第一個聯想到的就是愛情，當代芳療的研究也證實了這個永恆的連結。

玫瑰的香氣，確實能將我們的想法轉向愛。深深吸聞它，並觀想它的能量引領你們進入一段令雙方滿足的關係。

將這愛的能量散播在家中，你可以把玫瑰鮮花放置在每個房間裡，它的香氣能平息家中的爭吵。在聚會前這麼做，可以確保每一個參與的人，都享有溫暖、愉快的感受。玫瑰的香氣會帶來平和、幸福的氛圍，而那是與愛相連的。

當然，玫瑰也有催情的作用，它直接作用在大腦與身體感官上。這個香氣對於減輕婦女在性方面的問題，也有極大的效用。吸聞這個香氣，同時做觀想。

對於男性克服心因性的陽萎，玫瑰也一樣很有幫助，如同羅勃·滴莎蘭德在他的《芳療的藝術》中說的，玫瑰或許可以提升精子的數量。

女人還可以利用玫瑰的香氣來深化內在美，並提升外顯的女性魅力。帶著一朵玫瑰花，或帶著滴了一滴玫瑰原精或奧圖的棉花球，站在鏡子前面，觀想自己是個自信而美麗的女人。吸聞這令人傾倒、充滿愛的強烈花香。

允許玫瑰的能量，清理掉所有你對自己外表與魅力的懷疑。不要只是「相信」它可以，而是要真的「感覺」它發生了。讓這香氣的能量與你一起工作，來創造你所需要的改變。

每天或每週，重複這個簡單的儀式一次。

82 迷迭香（Rosemary）

- 學名：*Rosmarinus officinalis*
- 使用部位：新鮮或乾燥葉片、精油
- 行星：太陽
- 元素：火
- 魔法效用：長壽、意識心智、記憶、愛

曾在希臘神廟燃燒，奉獻給神明與女神的迷迭香，在魔法傳統中一直有激發愛的功能。新娘的頭花即是以新鮮迷迭香編製，這個植物一直被應用在許多與愛有關的儀式中。

萊亞（Leyel，請見參考書目）從一本古書中，抄錄了一段迷迭香鮮為人知的用法：「把花朵研磨成粉，灑在亞麻衣服的右手袖子上，將為你帶來光明喜悅！」

人們因著各式各樣的目的使用迷迭香，已有至少兩千五百年的歷史，這是由於它純淨、樹脂調的氣味，與它的魔法能量使然。最近，迷迭香在正統芳香療法也非常受歡迎。

迷迭香氣味中所含的能量非常精微。利用它最簡單的方式，就是聞一聞迷迭香精油或它的葉片，同時觀想一個長期健康的生活。正如一位古代作家所言：「常聞迷迭香，常保汝年輕！」

嗅聞它的精油或新鮮葉片，可以清理意識心智。它增強記憶的傳奇力量，因爲被莎士比亞寫下而不朽，而且確有其事。如果你正在學習一些必須記憶的東西，在身邊放些新鮮迷迭香，或滴上幾滴迷迭香精油的棉花球。尤其在你讀書的時候，不妨時常聞一聞。之後，當你需要回想時（在考試或是在唸禱詞或唱頌時），再聞一次精油，就能立即想起你要的資訊。

迷迭香也可以幫助人們召喚愛。吸聞這清新的香氣，並觀想它將愛帶入你的生活中。帶一些迷迭香（或是滴了精油的棉花球）在身上，在一天當中聞上幾次。

迷迭香碎葉在許多藥草店都可以買到，它的精油價格也非常實惠。

83 芸香（Rue）

●學名：*Ruta graveolens*
●使用部位：新鮮葉片
●行星：火星
●元素：火
●魔法效用：平靜情緒、意識心智、健康

傑拉德說過，把芸香的汁液抹在身上，可以防止蛇、蜘蛛、蠍子、蜜蜂、黃蜂和螞蜂的螫咬，還有附子（烏頭屬）和蘑菇的毒性。

很多人不喜歡芸香強烈的氣味，但我偏偏很喜歡，並且很珍惜自己的不合群。芸香經常被形容爲「令人不舒服」或「很臭」，我只能說，我們對某些氣味的接受度或是拒絕度，都是極具個人差異的。

刺鼻的芸香味能安撫所有狂暴的情緒——嫉妒、憂鬱、迷戀、憤怒、怨恨、偏執。它的香氣，能夠減輕關係破裂與單戀所帶來的痛苦。聞一聞這氣味，將問題趕出腦中。

芸香能強力地調整一個人的意識心智，使其變得敏銳，卻也能關閉對心靈訊息的接收，這似乎是個奇怪又矛盾的魔法效果。但對於某些深受心靈訊息干擾的人來說，芸香反而是這罕見困難問題的解答之一，讓他們可以維持正常生活。

一天約一次，聞一聞新鮮的芸香（如果能取得的話）來維持身心健康。

◆**警告**：芸香精油具有危險性，不宜使用。即使單純經手新鮮芸香葉，對某些人即可能造成過敏現象。要小心。

84 番紅花（Saffron）

● **學名**：***Crocus sativus***
● **使用部位**：**乾燥柱頭**（編按：位於花朵中央的雌蕊頂端）
● **行星**：**太陽**
● **元素**：**火**
● **魔法效用**：**意識心智**：**身體能量**、**魔法能量**、**金錢**

番紅花是古克里特的一種神聖花朵，有著悠久的宗教與魔法應用歷史。希臘的神明和女神如同佛教僧侶一般，穿著以番紅花染色的長袍。在古希臘，番紅花染的衣服一度是貴族與娼妓明顯的象徵。

羅勃·滴莎蘭德在《每個人的芳香療法》中說到，番紅花可能是著名古埃及燃香姬菲

（kyphi，參見第一部中「古文明中的神聖香氣」章節）的材料之一。在古羅馬，人們將番紅花與乳香、沒藥等其他昂貴的材料，一起燃燒來貢獻給神明。腓尼基人在蛋糕裡，加入番紅花來獻給月亮女神阿希特拉斯（Ashtoreth，編按：古代敘利亞與腓尼基的性愛及生育女神），並食用番紅花來幫助受孕。

古代波斯的婦女用番紅花來加速生產，男性則用它來重振雄風。公元一千六百年左右，人們將番紅花油塗在前額防止喝醉。據說，蜥蜴非常厭惡這個氣味，牠們會避開任何有番紅花的地方。

番紅花也是太陽的古老象徵，長久以來，人們會把它染在某些食物（如米飯與麵包）上，呈現出與太陽崇拜有關的亮黃色。

千萬不要把「番紅花」與墨西哥料理香料「紅花」（Azafran）搞混了，貨真價實的番紅花，目前仍是交易市場中最昂貴的香料。我最近買了兩小袋番紅花，第一份只有零點零零八盎司（一盎司的八百分之一，編按：約零點二公克），就花了我二點九五美元；另外零點零六盎司（約一點七公克）的番紅花，大約要價十一美元。某些藥草舖或美食烹飪店中，可以買到番紅花。

番紅花久遠的歷史包裹著黃金。在中世紀，約一磅重的番紅花栽種用球莖便可充當借款擔保品，如同黃金與珠寶首飾。在一四四四年與一四五六年的紐倫堡地區，人們可是會因爲摻假的番紅花而被判活活燒死。

有趣的是，曾因種植番紅花而聲名大噪的英國薩佛倫沃爾登（Saffron-Walden），如今當時的田野早已不復見。而出版許多芳香療法書籍的 C. W. Daniel 出版社就位於這個地方。

但什麼是番紅花呢？這種香料是用其花朵乾燥的紅黃色柱頭製成的，它們的重量極輕，大約四千三百二十朵花才能製造出一盎司的番紅花香料。

以上這些背景資訊，應該能夠在我們腦中建立起一個適當的架構，幫助我們妥善將這引發記憶的番紅花香氣，運用於魔法芳療中。

番紅花散發著一種溫暖、鼓舞人心的獨特香氣。每天早上聞一聞它，作爲開始一天的第一件事，可以喚醒身體，爲自己注入能量，爲一天的活動做美好的預備。

這種香氣能喚起意識心智，使心理的警覺度變得敏銳。在魔法儀式前，聞一聞它的香氣可以擴展生物電能。同時觀想：將香氣看成一道道閃耀的金光注入體內。

番紅花一直與黃金有關，它的高貴身價與稀有性使得它能幫助增加金錢顯化。吸聞它的香氣，並觀想吸引財富進入生命中。

古代作家不吝於讚頌番紅花的香氣，不過坦白說，文過其實。奇怪的是，英國藥草學家卡爾培波警告，過度使用番紅花香氣會造成「無法抑制的痙攣性大笑，最後導致死亡」，這也許是對這種美好香料驚人價格的反應。

85 鼠尾草（Sage）

● 學名：*Salvia officinalis*
● 使用部位：新鮮葉片、乾燥葉片
● 行星：木星
● 元素：風
● 魔法效用：記憶、意識心智、智慧、金錢

這種常用於烹飪的藥草葉片，香氣強力而濃郁，它被人們用在魔法中已有很長久的歷史了。美洲原住民在宗教儀式中，時常使用白色鼠尾草和其他品種。

從十六世紀開始，人們就以吸聞鼠尾草來刺激意識心智，增強記憶力。吸聞鼠尾草香氣加上觀想，可以增進智慧。

歐洲的民間巫師用鼠尾草來增加金錢。用手指搌碎新鮮或乾燥的鼠尾草葉片，吸聞其香氣，並觀想金錢滾滾流進生命中，或金錢能帶給你的事物。看著它們在你的生命中顯化。

◆**警告**：鼠尾草精油含有高量的側柏酮（thujone），那是一種危險物質，所以不宜使用，尤其是懷孕婦女。新鮮或乾燥的藥草則是安全的。

86 檀香（Sandalwood）

●學名：*Santalum album*
●使用部位：木質部位、精油
●行星：月亮
●元素：水
●魔法效用：靈性、冥想、性、療癒

檀香的英文sandalwood，其字源並非來自「涼鞋」（sandal）一字，而是梵文「月亮」（chandana）。

唯一商業栽種檀香的地方是印度，那裡每棵樹都有編號，並受到政府保護。許多太平洋島嶼（包括夏威夷群島）上，都能找到野生的檀香品種。

在中國，這個木質調、溫暖、帶有一點澀味的香氣，一直被當成燃香使用。據說，印度幾世紀前用檀香作為單一木材建成的寺廟，至今還散發著香氣。某些早期的夏威夷教會，也是用大量檀香木建蓋的。

早期商旅在夏威夷發現這種香氣木料之後，便開始進行大量檀香貿易，逼迫夏威夷人從維生的農業轉向檀香採集，而導致毀滅性的結果。一些夏威夷人拔起幼苗，避免後代也要面對同樣的命運。現在，夏威夷還是能看到少數的檀香，但實際位置則是對外人保密。

數千年前，人們發現，檀香的香氣能帶來靈性與宗教一體性的平靜感。舒心的氣息能放鬆意識心智，為任何種類的儀式做好前導準備。在宗教儀式或靜心前，吸聞檀香木或精油的香氣，可以進入適當的情緒狀態。

配合著觀想，檀香香氣甚至也可以增進性能力，所以有些人一直視它為催情聖品。情緒或心理成因所造成的性功能障礙（例如性冷感、無法勃起），檀香都能帶來有效的療癒。

由於檀香精油並不便宜，建議你可以用檀香木來取代。找一找好品質的木料吧！在美國可以買到切成小塊的碎片或檀香粉，這些是印度檀香雕刻的副產品。如果有朋友要到香港旅行，拜託他們幫你帶小塊的木頭，那裡很容易就能找到。

到亞洲商店、身心靈商店或東方藏傳佛教中心，找一找檀香念珠、大象雕刻和其他雕香的製成品，它們的香氣都能帶來助益。

87 綠薄荷（Spearmint）

● 學名：*Mentha spicata*
● 使用部位：新鮮葉片、精油
● 行星：水星
● 元素：風
● 魔法效用：療癒、睡眠中的保護

帶著觀想，嗅聞綠薄荷的新鮮氣息，可以加速身體疾病的康復。這個香氣像是一把打開生物電能的鑰匙，適當運用它，可以重新導向療癒的進程。

在夜晚時，將小段的綠薄荷新鮮枝葉放在臥室內，或裝一小袋放在枕頭底下。入睡前聞著它的香氣，同時觀想：它散發出保護性的能量包圍著你。

綠薄荷的氣息，還能振作和撫慰經歷喪親之慟的人。

88 蜘蛛蘭（Spider Lily）

● 學名：*Hymenocallis littoralis*
● 使用部位：新鮮花朵
● 行星：金星
● 元素：水
● 魔法效用：愛、平靜

待在夏威夷考艾島（Kauai）的第一個清晨，我在黎明前醒來，透過飯店房間的雙層玻璃門看著窗外，大雨傾盆，雨水打在椰子樹茂密的葉片上。我打開門，走入充滿霧氣的空氣裡。

就在門外，有一株蜘蛛蘭，它們下垂的六瓣花瓣在雨中漫舞。我彎下腰，吸聞它們甜美而豐富的氣息，將之與我去到的神奇所在連結在一起。

蜘蛛蘭植株，可以在夏威夷大島的苗圃中找到。觀想愛的時候，聞一聞它的花香，或是讓它甜美的氣息滲入你，帶來衝突的化解，並創造內心平和。

可惜的是，目前沒有蜘蛛蘭的純正精油。

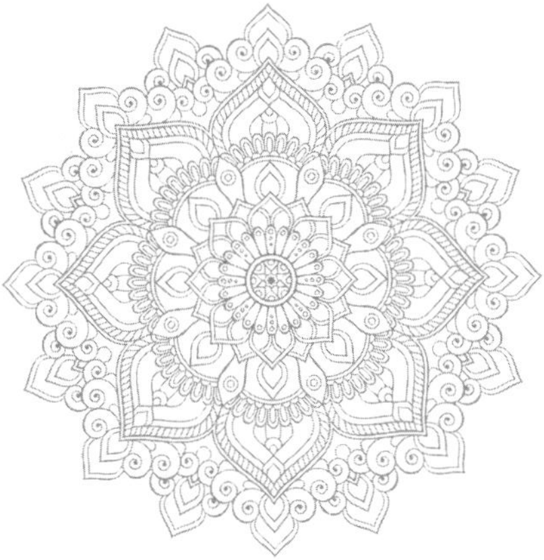

89 八角（Star Anise）

- 學名：*Illicum verum*
- 使用部位：乾燥果實
- 行星：木星
- 元素：風
- 魔法效用：靈性覺知

佛教寺院的周圍，經常種植八角樹的相近品種。在日本，這個植物的皮被當成燃香來使用。

八角的果實，長得像有八個角的星星，每個頂點都有一顆閃亮的棕色果實，散發出強烈、甘草般的氣味。

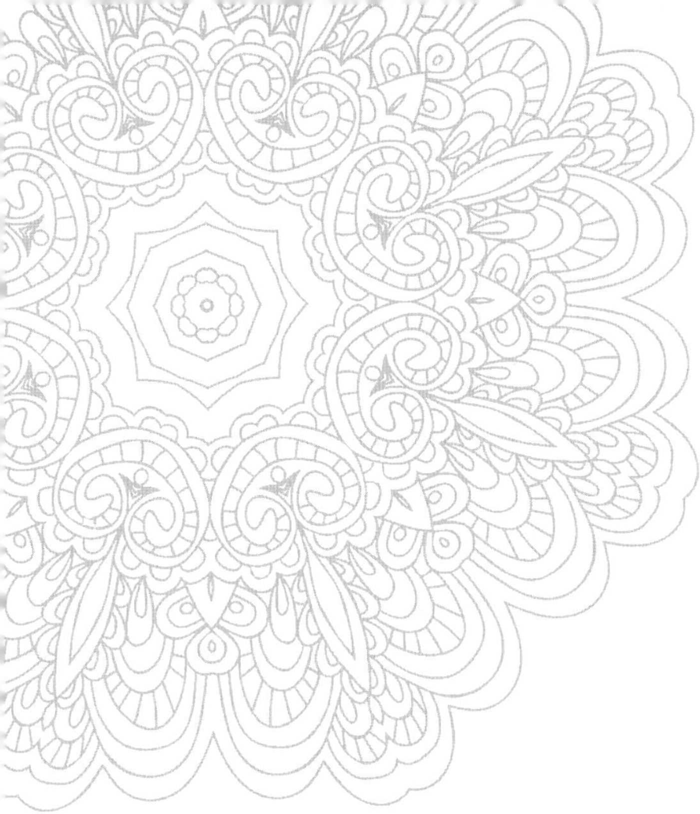

這個香氣，能夠很好地幫助增強靈性覺知。安靜地坐著，吸聞它的香氣，可以讓意識心智平靜下來。讓八角的能量進入你，安撫你的意識心智，並喚醒隱藏的靈性能力。

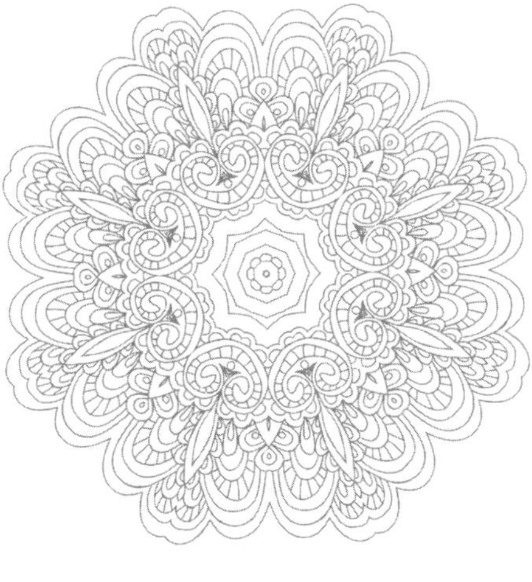

90 非洲茉莉（Stephanotis）

- 學名：*Stephanotis floribunda*
- 使用部位：新鮮花朵
- 行星：月亮
- 元素：水
- 魔法效用：愛、平靜

非洲茉莉常常用在新娘的捧花裡，是一種典型的婚禮花卉。它原生於非洲的馬達加斯加，但人們經常以為出自夏威夷。

非洲茉莉的白色花朵散發出甜美的氣息，它的香氣能增進對自己及他人的愛。由於它與婚禮的關聯性，吸聞非洲茉莉花朵的香氣，也能緩和婚姻關係中的種種洶湧浪潮。

這個香氣能夠帶來平靜與喜悅。

非洲茉莉花朵要價昂貴（如果買得到的話），而且無法買到純正精油來代替，但卻可以在室內或氣候溫和的室外自行種植。

91 甜豌豆（Sweet Pea）

●學名：*Lathrys odoratus*
●使用部位：新鮮花朵
●行星：水星
●元素：風
●魔法效用：幸福、勇氣

純正的甜豌豆精油是有錢也買不到的，要運用它的香氣，只能透過它美麗、氣味鮮甜的新鮮花朵。

聞一聞甜豌豆的花香，可以提升自己，將意識心智轉換到更高的覺知層次。甜豌豆的花朵本身看起來就那麼明亮動人，它的香氣能提升人們內在的喜悅狀態，也就不足爲奇了。

同樣地，搭配著觀想，聞一聞它的甜美花香，溫柔地提升自己面對沮喪與重大打擊的勇氣與力量。在面試或充滿壓力的社會情境前，先聞一聞，讓甜豌豆的花香爲你注入滿滿的信心。

各地的園藝花店，都能買到甜豌豆的種子，有些品種在小盆子裡長得不錯。種一些甜豌豆，來迎接它春天的花朵吧！

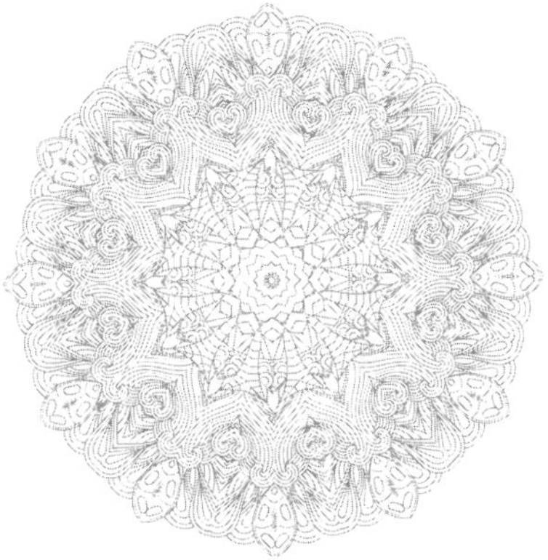

92 百里香（Thyme）

● 學名：*Thymus vulgaris*
● 使用部位：新鮮葉片與花朵
● 行星：金星
● 元素：水
● 魔法效用：勇氣、意識心智、健康

百里香的英文 thyme，是源自於希臘文的 thymos（施香水）一字，這其實還滿貼切的，因爲它小小的葉片散發著強烈的香氣。古代神廟裡會燃燒百里香，羅馬自然史學家老蒲林尼曾說，燃燒的百里香能擊退所有的惡靈。

一直以來，人們都認爲百里香的香氣能夠增進勇氣，所以在吸聞這個香氣的同時，可以進行以此爲目的的觀想。

想要激勵意識心智，只要聞一聞百里香的濃烈香氣就可以了。這大概能解釋，人們爲什麼認爲百里香放在枕頭底下，可以防噩夢。這個氣息可以關閉通靈意識（通常是創造出夢境的原因），卻能夠刺激意識心智活動——防止入睡，當然也就能防止所有夢的產生了，不管是正面還是負面的夢。

百里香也能用來維持健康。一天一次，吸聞它的香氣，同時觀想，讓它的能量來活化身體。

◆**警告：**《精油安全專業指南》聲明，百里香精油的毒性僅略低於鼠尾草精油，不宜使用，尤其懷孕婦女。

93 零陵香豆（Tonka）

● 學名：*Dipteryx odorata*
● 使用部位：乾燥、炮製過的種子（「豆子」）
● 行星：木星
● 元素：土
● 魔法效用：金錢

直到現在，許多在蒂華納（Tijuana，編按：墨西哥西北，美墨邊界小城）購買「拜尼亞」（Vainilla）的美國人，都還以爲自己買到了眞正的香草精。事實上，他們買到的只是零陵香豆的萃取物。

早在一九三一年，人們就知道高劑量的零陵香豆，會對心臟造成傷害。近年來，美國禁止零陵香豆「拜尼亞」進口，不過在墨西哥仍有販售。

由於這樣的顧慮，使得零陵香「豆」越來越難以覓得，而且奇貨可居。不過，在有些薰香燈的店鋪，還買得到。

這些種子含有大量的香豆素——一種在許多植物如鹿舌草和車葉草中都可以發現的，類似香草的成分。

它的命台跟著名的玩具卡車 Tonka 無關。

在魔法芳療中，人們吸聞零陵香豆的香氣，同時觀想金錢的顯化。每週實施不宜超過兩次，記得不要去舔種子！

◆**警告**：遠離孩童手可及之處，他們可能會誤以為是糖果。

94 晚香玉（Tuberose）

●學名：*Polianthes tuberosa*
●使用部位：新鮮花朵
●行星：金星
●元素：水
●魔法效用：平靜、愛

晚香玉原生於墨西哥，在那裡被稱爲omixochitl，它被阿茲提克藥草師用來治療諸多問題。Omixochitl的意思是「骨之花」，對他們來說，這種白色的花肯定跟骨頭聯想在一起。

晚香玉精油以最昂貴的萃取法——脂吸法（enfleurage）萃取（編按：目前也有溶劑萃取的原精），它的價格高昂，很難在零售市場買到。它被使用在製作化妝品香水，如「白色香肩」（White Shoulders）中。

晚香玉的花就像茉莉，在採下後，仍能繼續產生香氣，而且晚上比白天更濃郁。正因如此，晚香玉在印度又叫作 rat ki rani——夜的女主人。

這種帶著蠟質的白色花朵，香氣強烈，甜而不膩。在美國西岸的花店裡，可以找到它切下的花朵，而且廣受歡迎。你可以在苗圃買到晚香玉的球莖，然後自行栽種來取得它的花。

和許多人一樣，我是在夏威夷的檀香山國際機場第一次遇見這個植物，那裡有上千串的晚香玉花圈被用來獻給旅客。它的香氣極爲強烈，滿佈在空氣中。

新鮮的晚香玉花香能夠平靜狂暴的憤怒，具有鎮定、安撫的魔法效用。聞一聞它的花香，可以克制、收斂情緒。

伴隨著觀想，晚香玉的香氣可以邀請愛進入生命，或擴大你已有的愛。

95 鬱金香（Tulip）

- 學名：*Tulipa spp.*
- 使用部位：新鮮花朵
- 行星：金星
- 元素：土
- 魔法效用：淨化

很多人或許都沒發現，鬱金香其實是有香味的。這種人見人愛的球莖植物，確實帶有一股溫柔、甜美、又有點冷調的香氣。在個人的淨化儀式中，非常適合吸聞鬱金香淡雅的花香。

96 香草（Vanilla）

●學名：*Vanilla planifolia*
●使用部位：乾燥、炮製過的果實（「豆莢」）
●行星：金星
●元素：水
●魔法效用：性、愛、身體能量、魔法能量

香草「豆」是墨西哥原生種蘭花的一種產品，那兒曾經尊崇過一位香草女神。在美洲的民間魔法中，婦女會塗抹幾滴香草酊劑在耳朵後面，來吸引男性。

人人都熟悉香草的滋味與香氣，因爲從蛋糕、天然奶油蘇打到冰淇淋，幾乎每樣東西都會用到它。不過，可以在商店的貨架上就輕易買到的香草精，可不宜用在魔法芳療裡。如果有需要，就花幾美元買一條完整的香草「豆莢」吧（或是香草原精，如果你可以找到的話）。

香草的溫潤香氣，加上適當的觀想，可以喚起性慾。大抵而言，你可以吸聞它的香氣，來顯化充滿愛的性關係。這種感官性的氣息，對於男性和女性都一樣具有吸引力。

它的香氣能夠活化身體，製造用在身體勞動或魔法儀式中的生物電能。在做更多努力之前，先聞一聞它吧！

97 岩蘭草（Vetivert）

● 學名：*Vetiveria zizanoides*
● 英文別名：Vetiver, Khus Khus
● 使用部位：乾燥、研磨過的根部；精油
● 行星：金星
● 元素：土
● 魔法效用：保護、金錢

岩蘭草的香氣是木質調、強烈而令人振奮的。岩蘭草根在民間魔法中，廣泛地應用於獲得保護和金錢，它的香氣也有同樣的效果。

想要自我防禦，可以吸聞岩蘭草香氣，同時觀想：它將你的身體密封起來，避開負面能量侵入。想要保護你的家，滴幾滴岩蘭草精油在擴香儀或薰香燈中，同時做觀想。

岩蘭草很適合在生活中，用以顯化更多的金錢及財富，只要觀想欲改變的結果，同時聞一聞它的香氣。

有些舶來品商店，還會販售岩蘭草根做的衣服呢，有興趣不妨找一找！

98 睡蓮（Water Lily）

● 學名：*Nymphaea coerula, Nymphaea spp.*

● 使用部位：新鮮花朵

● 行星：月亮

● 元素：水

● 魔法效用：平靜、幸福、愛

沒錯，每一本關於古埃及的書，都會描寫某些虛構人物與「荷花」（lotus）之間的軼事。關於它的意象非常多，有一個令人難忘的畫面是：剛出生的圖坦卡門，從一朵荷花中浮現的雕刻。

如同我們在之前章節（參見第一部的「古文明中的神聖香氣」章節）中所說，許多證據顯示，一直到後期由波斯人引進之前，埃及人根本不知道何謂眞正的荷花。古埃及人珍愛並崇拜（遠勝過其他花卉）的，是睡蓮才對。

點綴方形的花園池塘，並且與拉、愛西斯與奧塞利斯等聯想在一起的，其實是睡蓮。眞正的荷花原生於印度，是另一種截然不同的植物。這一點，可以從傳統印度畫作與埃及藝術的比較來觀察。

新鮮的睡蓮花香很難聞到，可能必須越過池水的挑戰才辦得到。在南加州，許多人的後院水池裡都種植睡蓮，卻無法取得花朵。儘管如此，任何一本討論植物香氣的書，都不可能忽略這著名的氣息。

藍色的睡蓮，散發讓人舒暢的甘美氣息。在聖地牙哥巴布亞公園（Balboa Park）的植物大樓中，有一處錦鯉池，裡面開滿了睡蓮與眞正的荷花。在古埃及，人們發現睡蓮的花香能讓情緒平靜下來，創造幸福的感受。這是人們在慶典或宴會中，吸聞它的原因。

不僅如此，睡蓮的香氣加上觀想，還可以用來顯化愛的關係。

眞正的荷花與睡蓮精油無法取得。（編按：現在兩種原精都可以取得）

99 沉香（Wood Aloe）

● 學名：*Aquilaria agallocha*
● 使用部位：乾燥木質部位
● 行星：金星
● 元素：水
● 魔法效用：靈性、冥想、愛

沉香終於出現在美國的零售藥草市場了！長久以來，在中國與日本地區，這種有著豐富香氣的木頭一直用於醫療與宗教性目的。有些人可能會覺得它的香味太濃，但我喜愛極了，它聞起來有著古代寺廟、古老魔法，充滿力量與靈性的氣息。

吸聞沉香深層的香氣，能夠開展靈性覺知，對所有宗教儀式來說，它都像是一個喚醒人心的引子。這份香氣，也能提升靜心的效果。

聞一聞這木材的香味，伴隨著觀想，可以把你帶到某個也在尋找愛的關係的人身邊。

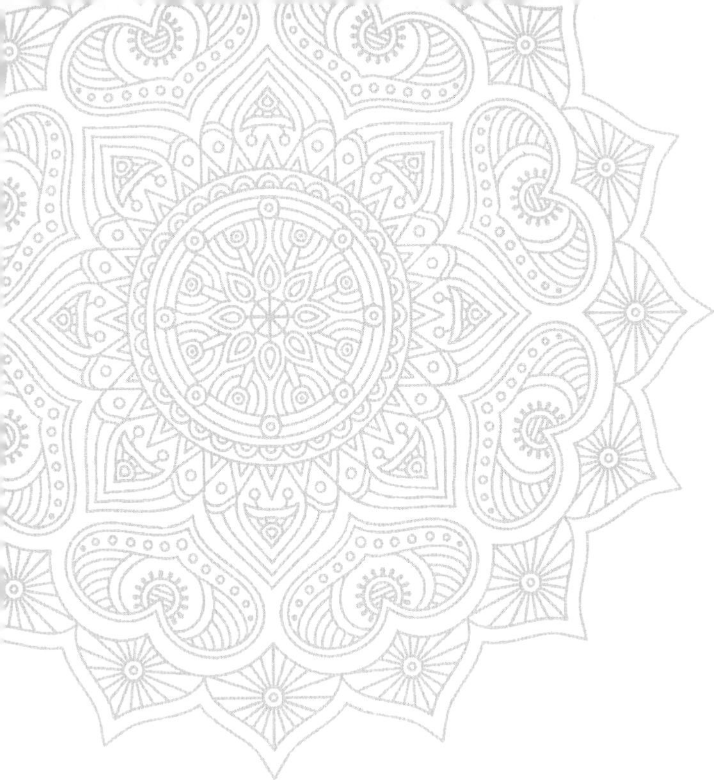

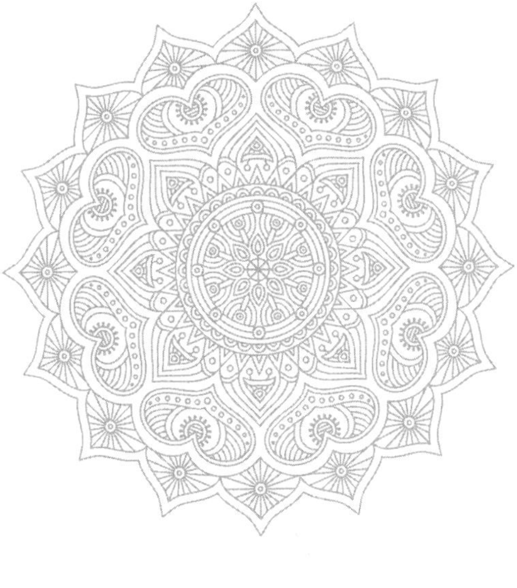

100 車葉草（Woodruff）

● 學名：*Asperula odorata*
● 使用部位：新鮮與乾燥葉片
● 行星：火星
● 元素：火
● 魔法效用：淨化、成功

至少從公元前一千年起，車葉草就開始用於歐洲的民間魔法中。車葉草廣爲人知的原因，是它作爲五月酒（May Wine）增添香氣的原料，這是一種在五月一日喝的傳統飲品。

車葉草所散發的香氣，溫暖如同香草，不過它與其他類似香氣的植物（如鹿舌草和零陵香豆），卻有著極爲不同的屬性。伴隨著觀想，聞一聞這香氣，能淨化你的內在靈性。而這個儀式的另一個附加效果，是帶來平靜與幸福的感受。

車葉草在民間魔法中的另一個效用，就是吸聞它的香氣，加上適當觀想，可以保證讓任何目標獲得成功。

101 西洋蓍草（Yarrow）

●學名：*Achillea millefolium*
●使用部位：新鮮花朵、乾燥花朵、精油
●行星：金星
●元素：水
●魔法效用：靈性覺知、勇氣、愛

西洋蓍草的花香氣味豐富而圓滿。除了氣味驚人之外，它的精油含有天藍烴成分，所以呈現出漂亮的藍色。可想而知，西洋蓍草精油也要價不斐。

對於想要開展靈性覺知的人而言，西洋蓍草是個很好的選擇。搭配著觀想，吸聞這個香氣，可以放鬆意識心智，進而允許真實的靈性溝通發生。放鬆地坐著，然後滴幾滴精油在棉花球上，放在鼻子前吸聞。

另一個極不同的目的，是吸聞這花的香氣，可以爲內在注入勇氣。當然，要帶著適當的觀想。

數百年來，西洋蓍草一直與愛情魔法息息相關。這個香氣能爲你自己與他人顯化愛，所以非常適合用在吸引愛的儀式之中。

102 依蘭依蘭（Ylang-Ylang）

● **學名：*Canaga odorata***
● **使用部位：精油**
● **行星：金星**
● **元素：水**
● **魔法效用：平靜、性、愛**

羅勃．滴莎蘭德在其著作《每個人的芳香療法》中，提到一個有趣的例子：依蘭依蘭精油，讓一隻即將展開攻擊的惡犬平靜下來。

依蘭依蘭的花香，就像它的名字一樣獨特。依蘭依蘭樹種植在陽光燦爛的遙遠海島上，像是菲律賓、爪哇與蘇門達臘，佛羅里達與夏威夷可能也有一些零星的分佈。

依蘭依蘭的香氣帶來心靈的撫慰，在任何神經緊張的情況下（例如工作面試前），塗抹或聞一聞它甜美、震懾人心的美妙香氣，吸聞它撫慰的能量，並觀想它正在運作。然後，一切都會平安度過。

這個香氣，也能讓憤怒與所有的負面情緒穩定下來，將這類能量轉化爲正面的呈現。它可以帶來休養生息、安撫與睡眠。

搭配適當的觀想，依蘭依蘭也是強力的催情劑，它能釋放性慾。就跟使用所有這一類的精油一樣，以特定的觀想來吸聞它的香氣。依蘭依蘭對於解除性的問題，效果特別卓越。

依蘭依蘭也能夠使用在愛的主題上。

不過，派崔西亞．戴維斯在她的傑作《芳香療法大百科》中提到，長時間吸聞依蘭依蘭精油，可能會造成頭痛及噁心、嘔吐感。我是從來沒有這種感覺，也許是因爲我知道適可而止吧。

第三部

進階知識篇

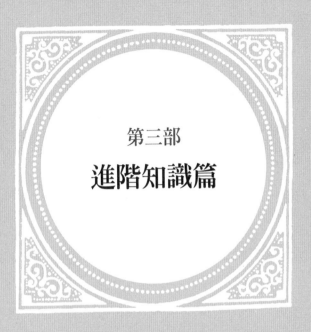

1 香氣與魔法效用的對應

以下，摘要了本書第二部中的內容，也增列了相對應的儀式，讓你能夠依直覺運用香氣的魔法。請記住，下表包括新鮮與乾燥的植物素材及其精油，標記星號（＊）者代表不宜以精油形式使用！下列香氣的明確使用資訊，請參見第二部中每一種植物的介紹。

效用	香氣
星光體投射（編按：靈魂出體）	＊艾草
增添美麗	貓薄荷、玫瑰
帶來安慰	金盞花

強化意識心智	*羅勒、月桂、黑胡椒、藏茴香、咖啡、脂香菊、蒔蘿、*牛膝草、鈴蘭、*胡薄荷、胡椒薄荷、迷迭香、*芸香、番紅花、*鼠尾草、*百里香
增加勇氣	黑胡椒、丁香、甜茴香、薑、洋蔥、甜豌豆、*百里香、西洋蓍草

減輕沮喪、憂鬱	*羅勒、快樂鼠尾草、茉莉、*檸檬香蜂草、*依蘭依蘭
做通靈的夢	金盞花、茉莉、銀合歡、*艾草
做鮮明的夢	快樂鼠尾草
平息情緒	脂香菊、*芸香

帶來狂喜	快樂鼠尾草
感受幸福、喜悅	蘋果、橙花、*羅勒、甜豌豆、佛手柑、睡蓮、甜橙
療癒	丁香、沒藥、芫荽、綠花白千層、絲柏、玫瑰草、尤加利、松、蛇麻草、檀香、瓜果、綠薄荷

類別	項目
健康	康乃馨、瓜果、尤加利、松、大蒜、*芸香、薰衣草、*百里香、檸檬
長壽	甜茴香、迷迭香
強化魔法效力	月桂、肉豆蔻、康乃馨、甜橙、大高良薑、松、薑、香草

愛的關係

蘋果	繡線菊
豆蔻	銀合歡
康乃馨	水仙
芫荽	雞蛋花（緬梔）
黃水仙	玫瑰
小蒼蘭	迷迭香
梔子花	蜘蛛蘭
薑	非洲茉莉
野薑花	晚香玉
風信子	香草
茉莉	睡蓮
薰衣草	沉香
檸檬馬鞭草	西洋蓍草
紫丁香	依蘭依蘭

冥想	強化記憶	招來金錢
洋甘菊	丁香	*羅勒
檀香	迷迭香	廣藿香
乳香	芫荽	薑
沉香	*鼠尾草	*鼠尾草
沒藥	鈴蘭	檸檬香蜂草
		零陵香豆
		肉豆蔻
		岩蘭草
		橡樹苔

平靜

蘋果
佛手柑
金雀花
洋甘菊
貓薄荷
小蒼蘭
梔子花
野薑花
茉莉
薰衣草
檸檬香蜂草

百合
鈴蘭
*馬鬱蘭
繡線菊
雞蛋花
玫瑰
蜘蛛蘭
非洲茉莉
晚香玉
睡蓮
依蘭依蘭

活化身體能量

月桂
大蒜
檸檬薄荷
薑
黑胡椒
檸檬
樟腦
萊姆
藏茴香
旱金蓮
康乃馨
肉豆蔻
肉桂
甜橙
廣藿香
番紅花
*胡薄荷
香草
松

物質豐盛

檸檬薄荷
忍冬
肉桂

形成保護

*羅勒	萊姆
黑胡椒	旱金蓮
金雀花／鷹爪豆	綠花白千層
丁香	洋蔥
小茴香	巴西利
大高良薑	胡椒薄荷
大蒜	*胡薄荷
天竺葵	松
杜松	岩蘭草

開展靈性覺知（通靈）

月桂	檸檬香茅
芹菜	肉豆蔻皮
曇花	*艾草
肉桂	肉豆蔻
鹿舌草	八角茴香
鳶尾草	西洋蓍草

淨化

月桂	脂香菊
金雀花/鷹爪豆	蒔蘿
樟腦	尤加利
古巴香脂	大蒜
薑	紫丁香
*牛膝草	萊姆

	杜松	橙花
	檸檬	甜橙
	香蜂草	松
	檸檬香茅	鬱金香
	檸檬馬鞭草	沉香
激發性慾		
	小豆蔻	玫瑰
	薑	檀香
	茉莉	香草
	橙花	依蘭依蘭
	廣藿香	
減低性慾		
	樟樹	薰衣草
	*馬鬱蘭	

睡眠安穩	佛手柑、風信子、洋甘菊、茉莉、芹菜、薰衣草、蛇麻草、*馬鬱蘭
睡眠期間的保護	綠薄荷
靈性	雪松、沒藥、乳香、檀香、梔子花、沉香、茉莉

成功	車葉草
減重	忍冬
智慧	*鼠尾草

2 香氣與一週七天的對應

查閱以下清單，並了解每天對應的精油與植物（或是創造自己的清單），這可以運用在每天的儀式中。香氣是依據一週每日的主宰行星建議的。

- 週一（月亮）：茉莉、檸檬、檀香、非洲茉莉
- 週二（火星）：羅勒、芫荽、薑、旱金蓮
- 週三（水星）：安息香、快樂鼠尾草、尤加利、薰衣草
- 週四（木星）：丁香、檸檬香蜂草、橡樹苔、八角
- 週五（金星）：小豆蔻、玫瑰草、玫瑰、西洋蓍草
- 週六（土星）：絲柏、銀合歡、沒藥、廣藿香
- 週日（太陽）：雪松、乳香、橙花、迷迭香

3 香氣與一年四季的對應

在個人的儀式中，使用這些香氣（植物材料或精油），以迎接新季節的來臨。

- 春：黃水仙、茉莉、玫瑰——或一切甜美的香氣
- 夏：康乃馨、丁香、薑——或一切辛辣的香氣
- 秋：橡樹苔、廣藿香、岩蘭草——或一切帶有泥土味的香氣
- 冬：乳香、松、迷迭香——或一切樹脂的香氣

4 香氣與月亮週期的對應

- 上弦月：檀香
- 滿月：茉莉
- 下弦月：檸檬
- 新月：樟樹

在各月亮週期吸聞這些香氣，能夠與月亮能量校準。檀香，適合上弦與月亮盈滿的時期，能增強靈性。茉莉擁有滿月飽滿的能量。輕飄的檸檬象徵月亮在漸虧時影響力遞減（下弦月）。樟樹的冷則象徵著與新月相似的冰冷。

5 香氣與寶石的對應

這是一份在儀式中結合精油與礦石的建議簡表，運用你的想像力找到施行的方式。比如說，握著石頭同時觀想它的能量從手掌進入，吸聞精油將它的能量與你程式化的生物電能結合。將能量留住來做內在改變，或釋放出來進行外在改變。將一滴精油滴在小石頭上，隨身攜帶。

還有數不清的方式，你可以實驗看看什麼最有用。

植物	寶石	魔法效用
黑胡椒	血髓	勇氣、身體能量
小豆蔻	紅玉髓	性、克服性功能障礙
雪松	鋰雲母	靈性、睡眠、保護
尤加利	海水藍寶	健康、療癒、淨化

乳香	琥珀	力量、療癒、保護
天竺葵	紅色電氣石	保護
薑	菱錳礦	身體能量、愛
茉莉	月長石	愛、睡眠、靈性覺知
杜松	紅碧玉	保護
薰衣草	螢石	療癒、健康、意識心智
橙花	帝國黃玉	保護
玫瑰草	天青石	愛、療癒
廣藿香	綠色電氣石	金錢
松	孔雀石	魔法量、金錢、保護
玫瑰	粉晶	愛、平靜、幸福
迷迭香	石英水晶	所有正向的魔法改變
檀香	透明方解石	靈性、冥想
西洋蓍草	紫水晶	愛、靈性覺知
依蘭依蘭	紫鋰灰（孔賽石）	愛、平靜

6 香氣與四元素的對應

傳統的魔法教學中，元素是來自創造宇宙的能量源頭，梵文稱爲阿卡沙（Akasha）。四種元素（土、風、火、水）擁有各自獨特的能量，能用在魔法當中。簡言之，這些能量是：

- **土元素：金錢、商業、物質物品、基礎、保存、生態、扎根落實**
- **風元素：意識心智、心理狀態、移動、旅行、溝通、教學、克服成癮**
- **火元素：性、打破習性、淨化、保護、趕走疾病、侵略、健康、力量**
- **水元素：愛、淨化、靈性覺知、療癒、友誼、美麗、靈性、冥想**

以下表格，摘要本書中每種植物與精油的元素屬性，這些是我過去十八年來發展出來的個人系統。每當我對植物內的能量有了新的看法，它也在持續地演化中。不同的書籍會有不同的屬性分類，對於它們的使用者來說，它們沒有一個是錯誤的，全都是對的。如果你覺得這個表格沒有對你說話，就創造符合你自己的。

元素	植物
土元素	絲柏、忍冬、紫丁香、銀合歡、橡樹苔、廣藿香、零陵香豆、鬱金香、岩蘭草
風元素	檸檬薄荷、藏茴香、芹菜、快樂鼠尾草、脂香菊、蒔蘿、尤加利、甜茴香、牛膝草、薰衣草、檸檬香蜂草、香茅、檸檬馬鞭草、鈴蘭、*馬鬱蘭、繡線菊、橙花、西洋芹、胡椒薄荷、松、*鼠尾草、綠薄荷、八角、甜豌豆
火元素	*羅勒、月桂、佛手柑、黑胡椒、金雀花/鷹爪豆、金盞花、康乃馨、丁香、咖啡、芫荽、小茴香、鹿舌草、乳香、大高良薑、大蒜、薑、*蛇麻草、杜松、萊姆、旱金蓮、苦橙葉、迷迭香、*芸香、番紅花、車葉草
水元素	蘋果、洋甘菊、樟腦、小豆蔻、小蒼蘭、梔子花、天竺葵、風信子、鳶尾花、茉莉、檸檬、百合、木蘭、瓜果、*艾草、沒藥、水仙、曇花、玫瑰草、雞蛋花、玫瑰、檀香、蜘蛛蘭、非洲茉莉、*百里香、香草、睡蓮、野薑花、沉香、西洋蓍草、依蘭依蘭

7 香氣與行星的對應

和元素一樣，古人知道的七大行星也連結了植物與香氣。太陽、月亮與水星、金星、火星、木星、土星等行星被歸納在一起，雖然不符合當代天文知識，這個系統仍然被保存在各種民間魔法中。這些行星大概的魔法能量如下：

- 太陽：保護、療癒、成功、魔法力量、身體能量
- 月亮：靈性覺知、通靈夢境、睡眠、愛、療癒、生育、平靜、慈悲、精神性、冥想
- 水星：聰明才智、意識心智、口才、學習、自我提升、戒癮、打破積習、旅行、溝通
- 金星：愛、忠誠、和解、美麗、年輕、喜悅與幸福、友誼
- 火星：侵略、勇氣、手術後的復原、身體力量、政治、性能量、保護、防禦、身體能量、魔法能量
- 木星：物質主義、金錢、財富、基礎、擴展
- 土星：淨化、長壽、找到新家、金錢（透過土星與土元素連結）

如前所述，以下列表摘要本書的行星屬性，若你覺得需要可以更改。我確實已經修改了許多次，在這裡我將茉莉劃歸給月亮，但第一本著作《魔法藥草學》中，它的主宰星是木星，這只是系統隨時變化的例子之一。再次強調，沒有正確的屬性，這只是我最近的版本罷了。

行星	植物
太陽	月桂、佛手柑、金盞花、康乃馨、雪松、肉桂、古巴香脂、乳香、杜松、萊姆、橙花、甜橙、苦橙葉、迷迭香、番紅花
月亮	樟腦、茉莉、檸檬、百合、瓜果、曇花、檀香、非洲茉莉、睡蓮
水星	安息香、檸檬薄荷、藏茴香、芹菜、快樂鼠尾草、脂香菊、蒔蘿、尤加利、*甜茴香、薰衣草、檸檬馬鞭草、鈴蘭、*馬鬱蘭、橙花、西洋芹、胡椒薄荷、綠薄荷、甜豌豆
金星	蘋果、洋甘菊、小豆蔻、貓薄荷、黃水仙、小蒼蘭、梔子花、天竺葵、風信子、鳶尾花、紫丁香、木蘭、*艾草、水仙、玫瑰草、雞蛋花、玫瑰、蜘蛛蘭、*百里香、晚香玉、鬱金香、香草、岩蘭草、野薑花、沉香、西洋蓍草、依蘭依蘭
火星	*羅勒、黑胡椒、金雀花、咖啡、芫荽、小茴香、鹿舌草、大高良薑、大蒜、薑、牛膝草、旱金蓮、洋蔥、*胡薄荷、松、*芸香、車葉草
木星	丁香、忍冬、蛇麻草、香蜂草、肉豆蔻皮、繡線菊、肉豆蔻、橡樹苔、*鼠尾草、八角、零陵香豆
土星	絲柏、銀合歡、沒藥、廣藿香

8 香氣與十二星座的對應

以下是對每個星座推薦的植物與精油，專家對各星座適合的植物似乎見解各有不同。有個重要的注意事項：只有你想強化太陽星座的影響力時才固定使用這些香氣。比如說，你是獅子座的人，想要打破自己限制，如侵略性，那麼持續聞薑精油只會增加攻擊性，除非你刻意觀想不同的情形。

許多香氣列在不只一個星座下，這是因爲它們傳統上與各行星及（或）元素的關係，大部分的行星和元素都主宰不只一個星座。

行星	植物
白羊座	黑胡椒、丁香、芫荽、小茴香、乳香、薑、橙花、*胡薄荷、苦橙葉、松、車葉草
金牛座	蘋果、小豆蔻、忍冬、紫丁香、木蘭、橡樹苔、廣藿香、雞蛋花、玫瑰、*百里香、零陵香豆、依蘭依蘭

雙子座	安息香、檸檬薄荷、藏茴香、蒔蘿、薰衣草、香茅、鈴蘭、胡椒薄荷、甜豌豆
巨蟹座（月亮小孩）	洋甘菊、小豆蔻、茉莉、檸檬、百合、沒藥、玫瑰草、雞蛋花、玫瑰、檀香、西洋蓍草
獅子座	月桂、*羅勒、肉桂、乳香、薑、杜松、萊姆、旱金蓮、橙花、甜橙、苦橙葉、迷迭香
處女座	藏茴香、快樂鼠尾草、脂香菊、絲柏、蒔蘿、甜茴香、檸檬香蜂草、忍冬、橡樹苔、廣藿香
天秤座	洋甘菊、黃水仙、蒔蘿、尤加利、甜茴香、天竺葵、胡椒薄荷、松、綠薄荷、玫瑰草、香草
天蠍座	黑胡椒、小豆蔻、咖啡、大高良薑、風信子、牛膝草、*胡薄荷、松、*百里香、晚香玉、車葉草
射手座	佛手柑、金盞花、丁香、*蛇麻草、檸檬香蜂草、肉豆蔻皮、*肉豆蔻、橡樹苔、迷迭香、番紅花
魔羯座	絲柏、忍冬、紫丁香、銀合歡、沒藥、廣藿香、零陵香豆、鬱金香、岩蘭草
水瓶座	脂香菊、蛇麻草、薰衣草、檸檬馬鞭草、西洋芹、廣藿香、松、八角、甜豆
雙魚座	蘋果、樟樹、小豆蔻、梔子花、風信子、茉莉、百合、*艾草、沒藥、玫瑰草、檀香、香草、依蘭依蘭

9 如何調製經典魔法油？

如前所述，今天許多市售的所謂魔法油都是由人工香精調配而成。它們縱然有效，也是來自魔法油名稱的心理作用，而非香氣。

因爲我在這本書中已經詳述過的理由，含有純正精油的配方更有效。這個段落介紹你創造出你自己的眞實魔法油。（更多資訊，請見我的另一本著作《燃香、魔法油及魔法藥全書》。）

基底油

以下任何一種油都可以拿來使用：

甜杏仁油	橄欖油
杏核桃仁油	棕櫚油
葡萄籽油	紅花油

榛果油	芝麻油
荷荷芭油	向日葵油

爲了獲得最佳成果，請使用味道淡的油如荷荷芭或紅花油。除了荷荷芭油外，所有的油在調和前可以加入幾滴小麥胚芽油來幫助保存，因爲精油一旦加入基底油就會快速氧化，基底油本身會變質。荷荷芭油是唯一的例外，它從荷荷芭（Simmondsis chinensis）的植物果實壓榨出來，其實是一種液態蠟，不會變質。

千萬不要使用礦物油。

用量

因爲魔法油無法保存很久，所以都以小量製作。以下配方使用八分之一杯（三十毫升）基底油。

調和

將基底油注入玻璃容器裡，最好上方有個小開口。將精油依建議量加入，同時觀想配方的目的。每加入一樣材料後，就順時針方向轉動直到油混和均勻，不要攪拌。

保存

就像保存精油一樣，將魔法油存放在——遠離熱、光與潮濕，用遮光玻璃、貼有標籤的瓶子裡。

使用

依據直覺或各配方的指示來使用，記得在使用的同時觀想你的目的。

再一次強調，這些配方創造的油味道很淡——別期待像人工香精製成的魔法配方，從瓶子裡散發出超濃烈的香味——雖然這些香氣不會把你打昏（燒掉你的鼻子和腦袋），但在魔法上卻是有效的。

經典魔法精油處方

金錢之流魔法油

三十毫升　基底油

三滴　岩蘭草精油

兩滴　廣藿香精油
一滴　薑精油

塗抹在身上或於花用前塗在錢上。或是，塗上綠色蠟燭，點燃並觀想。

療癒魔法油

三十毫升　基底油
七滴　綠花白千層精油
四滴　尤加利精油
兩滴　松精油

塗抹身上或藍色蠟燭上，與治療結合使用。

愛情魔法油

三十毫升　基底油
六滴　依蘭依蘭精油

五滴　玫瑰草精油
三滴　薰衣草精油
兩滴　玫瑰天竺葵精油

塗抹身上或每天泡澡時在水中加十滴。或塗上粉紅色蠟燭，觀想時點燃。

力量魔法油

三十毫升　基底油
三滴　廣藿香精油
三滴　黑胡椒精油
一滴　胡椒薄荷精油
一滴　薑精油
一滴　甜橙精油

塗抹身上來自我控制，並得到更多身體或魔法能量。若想準備好迎接新的一天，這種魔法油在早晨使用會是最好的。

保護魔法油

三十毫升　基底油
五滴　黑胡椒精油
五滴　苦橙葉精油
兩滴　玫瑰天竺葵精油

觀想時塗抹在身上，以獲得保護。

靈性魔法油

三十毫升　基底油
七滴　檀香精油
四滴　雪松精油
一滴　乳香精油

進行任何靈性儀式前擦在身上。

10 常見的合成精油vs.天然精油

常見人造香精

以下第一個表格中所列的油通常是人工合成或自然香氣配製的，換句話說，就是將天然精油調配來仿造這種名稱的精油香氣。

若是從你信賴的商家購得精油，那應該沒問題。若從其他管道取得，記得用這個表格來判斷「精油」是否是眞的，價格和其他因素也應該列入考慮：

太香的甜杏仁油（真正的油應該是無味的）	龍涎香（人工合成）
蘋果花（人工合成）	月桂果（容易仿造）
康乃馨（容易仿造；無法取得真正的精油）	貓麝香（人工合成）
紅花苜蓿（自一八九八年起使用有合成物）	椰子（真正的油沒有「椰子味」）（編按：早期精煉油無味，近年來冷壓油有椰子味）

乳香（經常仿造）	梔子花（很少見）
野薑花（人工合成）	纈草（容易仿造）
蜂蜜（蜂蠟的原精，聞起來像蜂蜜，雖有製造但在一般通路買不到）	忍冬（非常貴）
風信子（很容易仿造）	茉莉（非常貴；如果很便宜就是人工合成）
紫丁香（無法取得）	鈴蘭（無法取得）
荷花（真實的荷花精油不存在）	木蘭（人工合成）
瓜果（人工合成）	銀合歡（無法取得）（編按：現在可取得）
麝香（人工合成）	水仙（很少見）
橙花（容易仿造；如果不貴是仿造的）	雞蛋花（人工合成）
覆盆莓（人工合成）	玫瑰（如果不貴，仿造的）
非洲茉莉（無法取得）	草莓（人工合成）
晚香玉（很少見）	紫羅蘭（很貴）
紫藤（人工合成）	

常見純正精油

以下的油通常是眞的。同樣的，它們可能不容易辨別——有些藥局會賣人工合成的肉桂與丁香精油，但至少標示如實。讓價格、商家和鼻子來判斷吧！我已經省略除了受過完整訓練的芳療師，任何人都不應該使用的精油。

佛手柑	黑胡椒
洋甘菊	小豆蔻
雪松	肉桂
快樂鼠尾草	丁香
絲柏	尤加利
甜茴香	葡萄柚
茉莉（只有貴的）	薰衣草
檸檬	檸檬香蜂草（但要小心選購；低價格的香蜂草，又稱為 Melissa，常常是混摻的）
檸檬馬鞭草	萊姆
橙花（只有貴的）	綠花白千層

肉豆蔻	甜橙
廣藿香	黑胡椒
苦橙葉	玫瑰（即使很貴，仍然可能是混摻的）
玫瑰天竺葵	迷迭香
檀香	綠薄荷
橘	岩蘭草
依蘭依蘭	

我不斷提出警告，在魔法芳療中只能使用純正的精油，是因爲下列的理由：

1.人工合成香精沒有用。

2.人工合成香精可能對健康有害。

3.人工合成香精與大地沒有連結。

從不熟悉的店家購買精油就像玩猜猜樂，可能會讓你收集一堆對魔法芳療沒有效用的精油。

如果你看重自己與大地的價值，眞的希望得到魔法芳療的好處，就只用眞實、未混摻的精油。

11 精油的危險性

接下來的精油被認為有害，應該避免或是小心使用。

很多人容易因為精油而造成過敏反應，雖然別人可能不會。懷孕婦女尤其應該避開某些精油。使用新的精油請小心。

舉個例子，最近我收到一些松香精油，是從幾種松樹脂中蒸餾出來的。我聞了幾分鐘以後，很快就感覺到嚴重的過敏反應。查文獻找不到任何松香精油有毒的記載，所以我將它當成個人的過敏反應。

所有精油都不應內服！不要將沒稀釋的精油擦上皮膚，要先用基底油如：杏桃核仁油、榛果油、甜杏仁油、芝麻油、向日葵油——稀釋才行。

下表的資訊，取自羅勃·滴莎蘭德的《精油安全專業指南》、派崔西亞·戴維斯的《芳香療法大百科》的附錄A，以及我的個人經驗。

請記得：精油是萃取植物的高度濃縮。大部分植物在原本的形式可以安全使用，但還是很難說是否會造成過敏。

在此，僅列出本書曾論及的精油：

● 羅勒：完全不應該使用。（編按：作者似乎混淆了不同品種的羅勒）

● 佛手柑：光敏性。如果塗上佛手柑精油的皮膚暴露在陽光下，可能導致嚴重曬傷。

● 樟樹：過度時間吸聞會導致頭痛。

● 肉桂皮與葉：皮膚刺激性。不要塗抹或是用在洗澡水中。

● 快樂鼠尾草：不要同時飲酒。過度時間吸聞可能導致頭痛。

● 丁香花苞、莖與葉：皮膚刺激性。不要塗抹或是用在洗澡水中。

● 苦茴香：刺激性，造成癲癇症發作，懷孕婦女不應使用。

● 牛膝草：可能造成癲癇症與其他症狀發作。懷孕不應使用。

● 檸檬：刺激性。不要塗抹或是用在洗澡水中。

● 檸檬香蜂草：刺激性。不要塗抹或是用在洗澡水中。

● 檸檬香茅：刺激性。不要塗抹或是用在洗澡水中。

● 檸檬馬鞭草：刺激性。不要塗抹或是用在洗澡水中。

● 馬鬱蘭：懷孕婦女不應使用。
● 艾草：精油有害，不應使用。
● 沒藥：塗抹或是用於洗澡水中，可能造成皮膚刺激性。懷孕期間不應該使用。
● 野馬鬱蘭：刺激性。不要塗抹或是用在洗澡水中。
● 胡薄荷：有毒。不要以任何方式使用！懷孕婦女尤其應該避免這種精油。
● 胡椒薄荷：皮膚刺激性。不要塗抹或是用在洗澡水中。
● 芸香：危險。不要以任何方式使用！
● 鼠尾草（Dalmation—Salvia officinalis）：有毒，癲癇症發作，有高血壓的人不應使用。
● 百里香：有害、毒性的精油。皮膚刺激性。完全不應以精油形式使用。
● 依蘭依蘭：過長時間吸聞可能導致頭痛。

本書中最危險的精油包括了：鼠尾草、艾草、百里香、芸香和胡薄荷。其餘大多可以安全使用（除了上述的特別狀況以外）。

如果有疑慮，就用新鮮或乾燥的植物來取代精油。

誌謝

感謝我的媽媽，用玫瑰、小蒼蘭、水仙與其他芳香植物讓我童年的家增添優雅。

感謝我的爸爸，在我青少年的時候養成我對植物的敬意。

感謝貓之眼（Eye of Cat）的朱蒂與大地商業中心（Earth Emporium）的琳達分享罕見的精油與植物。

感謝全國藥草種植者與貿易者協會（International Herb Growers and Marketers Association）的茂林・布勒（Maureen Buehrle）邀請我在一九八八至一九八九年的大會上演說——因爲這個機緣讓我得以與許多芳香療法工作者見面。

感謝瑪琳（Marlene）提供這個領域新出版著作的訊息。

感謝羅勃・滴莎蘭德（Robert Tisserand）爲本書手稿提供寶貴的意見。

感謝許許多多我遇見的芳療師——滴莎蘭德先生、約翰・史提勒（John Steele）、馬修・拉瓦布（Marcel Lavabre），還有維多利亞・愛德華（Victoria Edwards）——他們的研究、實驗與著作。

感謝可琳・凱達（Colleen K. Dodt）的熱情與支持。

感謝瑪麗麗（Marilee）很久以前關於芳香療法的演講，還有最近分享精油。

感謝卡爾・威斯克（Carl Weschcke）以及盧埃林出版社（Llewellyn Publications）中的每個人，讓我有機會寫這本書。

最後感謝地球，我們的母親，允許我們與她芬芳的珍寶一起工作。

專有名詞闡釋

● **原精**（ABSOLUTE）：一種溶劑萃取的芳香產物。它的製作過程複雜，包含幾個步驟，最後的產物就是原精，茉莉原精就是其中一種。請參照**奧圖**作比較。

● **鎮慾藥**（ANAPHROSISIAC）：一種減輕性慾的物質。

● **催情藥**（APHRODISIAC）：一種在其使用者的內在撩起性慾的物質（如精油）。

● **芳香療法**（AROMATHERAPY）：是對純正精油療癒特質的應用。當代芳香療法以稀釋過的精油按摩來矯正身體能量的不平衡，並且直接對治因身體、心理與情緒失調造成的症狀。這並非一種魔法實作。

● **公元前**（B.C.E.）：在一般紀年之前。這是公元前（B.C.）的非宗教性說法。（編按：公元前B.C.是以耶穌誕生那一年作為標準，而作者在此選擇了B.C.E.的紀年法，以去除耶穌象徵的宗教性。）

● **生物電能**（BIOELECTRICAL ENERGY）：是人體內肌肉收縮造成的自然能量，可以於魔法中使用。生物電能來自個人力量，個人力量為我們的身體賦能，我們每天以食物、水、空氣、陽光與其他能量來源補充。生物電能是所有魔法中都使用到的力量。在魔法芳療中，我們將生物電能量與香氣及精油內的力量結合在一起。

● **公元**（C.E.）：一般紀年。相當於公元 A.D. 的非宗教性說法。

● **意識心智**（CONSCIOUS MIND）：是意識中分析性、基於物質、理性的那一半。這個心智在我們計算、建構理論、構思想法的時候運作。參見靈性心智。

● **元素**（ELEMENTS）：土、風、火、水，這是宇宙構成的四大基石。所有存在（或有潛力存在）的事物都含有一種以上的這些非物質性能量。這些元素存在於我們內在以及廣大的世界之中，它們來自最原初的精華或力量，阿卡沙（Akasha）。

● **精油**（ESSENTIAL OIL）：精油是由某些類型的植物所製成的芳香、揮發性物質。在某種意義上，可以說是植物的「血液」或是創造它的生命力的具體呈現。在魔法芳療中，這個名詞通常用來指稱這種液體本身，而與創造它們的植物無關。這些自然的香氣是芳香療法的鑰匙。也有人稱呼它們爲揮發油或是乙太（ethereals）。

● **民間魔法**（FOLK MAGIC）：是一種將生物電能與來自植物、氣味、石頭、精油與其他大地產物的能量結合的實行方式。結合的能量被用來創造特定的改變。

● **魔法**（MAGIC）：將精微但自然的能量投射（運動）來創造出需要的改變。這是一種與自然之力合作的自然技藝。它並不超自然、「邪惡」或危險。

魔法芳療（MAGICAL AROMATHERAPY）：利用包括精油在內的芳香植物材料，創造特定的改變。吸聞自然香氣、觀想需要的結果，能量透過意識心智的媒介移動。

靜心（MEDITATION）：反省、沉思、轉向內在的自我或外在的神與自然。這是一段安靜的時間，沉思者可能專注在某個特定的思想或象徵，或是讓它們自動來到。

奧圖（OTTO）：玫瑰奧圖（或是attar）是用玫瑰花瓣蒸餾而來的精油。在化妝品香水業及芳香療法中都非常受到重視。玫瑰奧圖比玫瑰原精更純也更貴，它通常是用大馬士革玫瑰來製作。

靈性心智（PSYCHIC MIND）：潛意識或是深層意識心智，我們在其中接收靈性脈動。靈性心智在我們睡覺、作夢、冥想或施行魔法的時候運作。它是我們與神及自然直接的連繫。直覺就是形容未預期地來到我們意識心智中的靈性訊息。

香脂／浸膏（RESINOID）：以溶劑萃取樹脂、油膠等原料後取得的芳香液體。安息香就是其中一種。

儀式（RITUAL）：祭儀。是一種特別的活動，藉著操作物品或內在程序，來創造所期待的改變。在魔法中，儀式創造一種特殊的意識狀態，讓施行者能將能量移向需要的目標。在魔法芳療中，最簡單的儀式牽涉觀想以及吸聞特定的自然香氣。

- **儀式意識**（RITUAL CONSCIOUSNESS）：這種特定、另類的意識狀態對於成功施行魔法是必要的。施行者透過觀想與儀式來達到這個狀態。它提供一個意識心智與靈性心智和諧對頻的狀態，參與者能感知能量，給它們目的，並將它們向魔法目的釋放。這是一種感官的提升，擴大對於非物質世界的感知，與大自然連結。

- **人造香精**（SYNTHETIC "ESSENTIAL" OILS）：不是以蒸餾或冷壓的方式從天然的香氣材料中取得的香氣油質。合成的香氣對於魔法芳療以及正統整體芳療都是沒有用的，在任何情況下都不應該用在這些目的上。請參見精油。

- **觀想**（VISUALIZATION）：是創造心智畫面的過程。魔法觀想是在儀式過程中形成許多所需要目標的畫面。觀想在魔法芳療與其他魔法形式中，也被用來引導生物電能與自然植物香氣內的能量。這是意識心智的功能。

參考書目

- Aikman, Lonnelle, "Perfume, the Business of Illusion." *National Geographic*, April 1951, pp. 531-550.
  一覽二次世界大戰後的香水工業，內含一些精油萃取植物的絕佳照片。
- Arctander, Steffen, *Perfume and Flavor Materials of Natural Origin*. Elizabeth（New Jersey）: Published by the author, 1960.
  精油萃取的學術性討論，以及幾種香氣植物材料的專論。是關於精油與香氣植物極有價植（雖然非魔法）的資訊來源。
- Coles, William, *The Art of Simpling*. London, 1656. St. Catharine's（Ontario, Canada）: Provoker Press, 1968.
  三百年來香氣的奇聞異事。
  ※本書譯名：《簡單之道》
- Culpeper, Nicholas, *The English Physician*. London: 1652. Reprint. Foulsham, ND.
  再版名爲《卡爾培波的藥草》（*Culpepper's Herbal*），這本書收羅了許多植物香氣的古老資訊。

- Darby, William J. Paul Ghalioungui and Louis Grivetti, *Food: The Gift of Osiris*. Volume 2. London: Academic Press, 1977.

  這套共兩冊內容廣泛的權威性鉅著，收羅了埃及植物魔法的片段。

- Davis, Patricia, *Aromatherapy: An A-Z*. Saffron Walden（Essex, England）: C. W. Daniel Company, 1988.

  這本來自英國的著作幾乎涵蓋了芳香療法的每個面向。戴維斯夫人的專業知識展露於三百九十八頁的每一頁。她的某些發現仍有爭議，但這本書相當值得一讀。

  ※ 中文版：派翠西亞．戴維斯，《芳香療法大百科》

- Diamond, Denise, *Living With the Flowers: A Guide to Bringing Flowers into Your Daily Life*. New York: Quill, 1982.

  這本好書的第六章討論了芳香療法與花精。美好的著作！

- Dodoens, Rembert, *Kruydeboeck*. London: 1568.

  許多來自別的時空背景下的香氣傳說。被許多其他書籍引用。

- Fox, Helen Morganthau, *Gardening With Herbs for Flavor and Fragrance*. New York: Macmillan, 1934.

許多古代的魔法香氣傳說。

- Gattefosse, R. M. *Formulary of the Parisian Perfumer*. Villeurbanne-Lez-Lyon（France）: Edition Parfumerie Moderne, 1923.
創造「芳香療法」這一詞的人——蓋特佛塞的早期著作。原本出版於一九○七年，這是英國最早出版的版本。它形容各種精油、萃取過程以及香水的許多其他面向。因爲這本書是寫在蓋特佛塞先生開創性的芳療著作之前，內容完全與香氣的心理與治療效果無關，但還是有許多有趣的部分。

- Genders, Roy, *Growing Herbs as Aromatics*. New Canaan（Connecticut）: Keats Publishing, 1977.
簡短介紹家庭種植香氣植物，以及一些歷史性的訊息。

- Gerard, John, *The Herball, or Generall Historie of Plants*. London: 1597. Reprint. New York: Dover, 1975.
這部長卷充滿了對植物香氣力量的提示。十六世紀英格蘭生活的眞實氣息非常值得一讀。

- Gilmore, Melvin R., *Uses of Plants by the Indians of the Missouri River Region*. Thirty-Third Annual Report of the Bureau of American Enthonolgy. Washington: Government Printing Office, 1919.
美洲原住民植物香氣魔法。

- Grieve, M., *A Modern Herbal*. C. F. Leyel, editor. Two volumes. New York: Harcourt, Brace & Company, 1931. Reprint. New York: Dover, 1971.
很棒的植物學傳說的集結，其中的精油知識讓人讀得興奮。本書作者（和編輯）收羅了許多關於儀式關聯與香氣植物材料的傳說。

- Heriteau, Jacqueline, *Potpourris and Other Fragrant Delights*. Harmondsworth（Middlesex, England）: Penguin Books, 1986.
這本小書包含了有趣的香氣植物傳說。

- Hollingsworth, Buckner, *Flower Chronicles*. New Brunswick（New Jersey）: Rutger University Press, 1958.
引人入勝的花朵歷史，包括玫瑰、番紅花、旱金蓮等等，娛樂性很高的讀物。

- Jacob, Dorothy, *A Witch's Guide to Gardening*. New York: Taplinger, 1965.
令人喜悅的植物傳說集結。

- Jellinek, Dr. Paul, *The Practice of Modern Perfumery*. Translated and revised by A. J. Krajkeman. New York: Interscience Publishers, 1954.
這本奇妙的化妝品香水指南，第四部分標題爲「香水、化妝品與心理學」。這長達五十七頁的段落，讀來令人神往。

- Junemann, Monika, *Enchanting Scents*. Wilmot （Wisconsin）: Lotus Light, 1988.
  翻譯自本書原始的德文版本。這本小書包含了幾個不尋常的用精油改變內在自我的建議。關於精油的元素與行星資訊可以自由詮釋，她以最個人化的方式來處理。

- Kamm, Minnie Watson, *Old-Time Herbs for Northern Gardens*. Boston: Little, Brown and Co., 1938.
  古代與當代的藥草傳聞的良好集結，包括芳香植物的精微效果。

- Kepler, Angela Kay, *Hawaiian Heritage Plants*. Honolulu: Oriental Publishing Co., 1983.
  這本好書收羅了彩色圖片，也包括一些夏威夷芳香魔法的片段。

- Krauss, Beatrice H., *Ethnobotany of the Hawaiians*. Harold L. Lyon Arboretum Lecture Number 5. Honolulu: Harold L. Lyon Arboretum, University of Hawaii, 1974.
  這份對古代夏威夷植物使用的精準介紹，包括了這些民族在未與外界接觸之前，製作芳香油的資訊。

- Krutch, Joseph Wood, *Herbal*. Boston: David R. Godine, 1965.
  這本超大本的古代藥草傳說收集包括了許多香氣的資訊。

- Lautie, Raymond and Andre Passebecq, *Aromatherapy: The Use of Plant Essences in Healing*. Wellingborough（England）: Thorsons Publishers Limited, 1979.
  芳香療法的簡短介紹。

- Lavabre, Marcel, “The Quality of Essence Oils- Clarifications and Definitions.” *Common Scents*（美國芳療協會的出版社）. Vol 1. No. 1（Fall, 1988）.
  絕佳、可靠的精油資訊。詳述一些判斷精油眞僞的方法。

- Lavabre, Marcel, *The Handbook of Aromatherapy*. Culver City（California）: privately published, 1986.
  一本對當代芳香療法驚人的全面性介紹，包括了任何其他地方都沒有的資訊。拉法伯先生詳述了純正精油在情緒與靈性上的效果，而且在一個有趣的表格裡，將精油與脈輪和水晶（寶石）結合。

- Leyel, C. F., *The Magic of Herbs*. New York: Harcourt, Brace and Company, 1962. Reprint. Toronto: Coles, 1981.
  這本經典的著作包含了一個很棒的章節，討論香水與調香師，包括了許多源自古代的配方以及和希臘羅馬有關的香水使用資訊。

- Loewe, Michael and Carmen Blacker, *Oracles and Divination*. Boulder（Colorado）: Shambhala, 1981.

  古巴比倫人在燃香占卜儀式中，關於雪松的使用。

- Maple, Eric, *The Magic of Perfume*. Weiser: New York, 1973.

  這本小冊子包含了歷史上與當代有關香氣在人體上影響的資訊。

- McDonald, Marie A., *Ka Lei: The Leis of Hawaii*. Honolulu and Waipahu（Hawaii）: Topgallant Publishing Co. and Press Pacifica, 1978.

  對於這個引人入勝主題的美妙、全彩指南，《卡萊》包括了古代對芳香花朵的儀式性使用。

- Meyer, Clarence, *Fifty Years of the Herbalist Almanac*. Glenwood（Illinois）: Meyerbooks, 1977.

  古代與當代藥草傳說的寶庫，包括美洲原住民——「與自然同生的民族」。對於藥草的每個面向都極爲寶貴。內含豐富的香氣魔法。

- Moldenke, Harold, *Plants of the Bible*. Waltham（Massachusetts）: Chronica Botanica Company, 1952.

  古代世界香氣植物的背景資訊。

- Morgan, Harry T., *Chinese Symbols and Superstitions*. South Pasadena（California）: P.D. and Ione Perkins, 1942.
  這本好書包含了中國開花植物的象徵符號。
- Morris, Edwin T., *Fragrance: The Story of Perfume from Cleopatra to Chanel*. New York: Charles Scribner’s Sons, 1984.
  對於自古至今香氣植物使用全面性、權威性的歷史。圖片極多，註解豐富，還有廣泛的參考書目。
- Murphey, Edith Van Allen. *Indian Uses of Native Plants*. Fort Bragg（California）: Mendocino County Historical Society, 1959.
  是一本令人興奮的美洲原住民民族植物學收集，包括植物魔法在內。它是從一九四〇年代還在世的人們那兒收集來的。
- Poucher, William A., *Perfumes, Cosmetics and Soaps*. Three Volumes. Princeton: D. Van Nostrand and Co., 1958.
  主要香氣植物與精油的討論。缺乏魔法資訊。
- Rose, Jeanne, *Herbs and Things: Jeanne Rose's Herbal*. New York: Grosset & Dunlap, 1974.

羅絲小姐在這本經典著作中收納了魔法與醫療的芳香資訊。

●Rose, Jeanne, *Jeanne Rose's Modern Herbal*. New York: Perigee, 1987.

第十二章〈芳療與色彩〉讀來令人神往。

●Thompson, C. J. S., *The Mystery and Lure of Perfume*. Philadelphia: J. B. Lippincott, 1927.

這本書單獨討論自然芳香材料的儀式與魔法使用。有幾章討論自古代到一九二〇年代爲止的燃香與香水使用。

●Tisserand, Maggie, *Aromatherapy for Women*. Wellingborough（Northamptonshire, England）: Thorson's, 1985.

一本使用精油來解決日常問題的迷人指南，有些建議還蠻令人驚訝的。

●Tisserand, Robert, *Aromatherapy for Everyone*. Harmondsworth（Middlesex, England）: Penguin Books, 1988. Released in the U. S. as Aromatherapy to Tend and Heal the Bosy. Wilmot（Wisconsin）: Lotus Light, 1989.

滴莎蘭德先生最新的著作是對這類文章的入門。它是一本對當代（整體性）芳香療法全面、易讀的介紹，強調它的歷史、近期的應用與效果。這本好書應該與下面那一本搭配使用。

※本書譯名：《每個人的芳香療法》

● Tisserand, Robert, *The Art of Aromatherapy*. New York: Destiny books, 1977.

這是由德高望重的大師所寫下極具價值的芳療指南。詳細、資訊豐富、以滴莎蘭德先生活潑的風格寫作，它是必讀的一本。

※本書譯名：《芳療的藝術》

● Tisserand, Robert, *Essential Oil Safety Data Manual*. Brighton（Suses, England）: The Association of Tisserand Aromatherapists, 1985.

這本私人出版的精簡本，是描繪出某些精油危險性的可接受資訊。我在寫作本書的時候廣泛地使用了這些資訊。良好地研究、記錄，強力推薦。這本書的部分收羅在滴莎蘭德先生的《每個人的芳香療法》當中。最近出版了最新的版本。

※中文版：《精油安全專業指南》

● Trueman, John, *The Romantic Story of Scent*. Garden City（New York）: Doubleday and Company, 1975.

這本書對芳香材料有豐富圖解，還有一個獨特之處是它提供了十八種自然（可惜的是，以及人工合成）的香氣「刮一刮，聞一聞」（sratch and sniff）在它的書衣上。今天，十四年過去了，它們仍然散發出可敬的香氣。

● Valnet. Jean, *The Practice of Aromatherapy*. Rochester（Vermont） Destiny Books, ND.
是精油對於生理及心理效果的經典指南。它由一位極有名氣的醫師——尙．瓦涅寫下，不容易閱讀。然而，裡面有一份醫學專有名詞中英對照表可以解釋大部分專有名詞。

● Verrill, A. Hyatt, *Perfumes and Spices*. New York: L. C.. Page and Co., 1940.
詳細記錄香水技藝，有許多的調香與配方小技巧（當然，沒有提到魔法）。

● Wall, O. A., *Sex and Sex Worship*. St. Luois: C. V. Mosby Company, 1919.
這本讓人著迷、難以忘懷的著作，有一章名爲〈感官的滿足〉。在裡面，沃爾博士探討了古代人的燃香使用、香水概論以及自一九一九年起被了解的嗅覺。在一個很有趣的段落裡，他以健康的婦女做了自然香氣的研究。有些這裡的資訊似乎被耶林內克（Jellinek）拿來利用。（見前述）

● Wheelright, Edith, *Medicinal Plants and Their History*. New York: Dover, 1974.
美索不達米亞的香氣魔法。

● Wilder, Luoise Beebe, *The Fragrance Garden*. New York: dover, 1972.
最早出版於一九三二年，名爲《芳香之道》（*The Fragrance Path*），整本書是充滿強烈的、充滿愛的對香氣花園的演譯。從古代著作中節錄討論對香氣植物的「依賴」（vertues）。收錄許多傳說。

※本書譯名：《芳香花園》，見頁一七六「百合」。

香氣功效索引

魔法效用	植物
打破僵局	咖啡
平靜	蘋果、羅勒、佛手柑、金雀花／鷹爪豆、洋甘菊、貓薄荷、小蒼蘭、梔子花、野薑花、茉莉、薰衣草、檸檬香蜂草、百合、鈴蘭、馬鬱蘭、繡線菊、雞蛋花、玫瑰、蜘蛛蘭、非洲茉莉、晚香玉、睡蓮、依蘭依蘭
平靜情緒	芸香、脂香菊
平靜的睡眠	風信子
成功	車葉草
安慰	金盞花
自我控制	雪松
充分休息的睡眠	佛手柑
克服悲傷	風信子
身體能量	安息香、檸檬薄荷、黑胡椒、樟樹、藏茴香、康乃馨、肉桂、大蒜、薑、檸檬、萊姆、旱金蓮、肉豆蔻、甜橙、廣藿香、胡薄荷／普列薄荷、松、番紅花、香草

性	小豆蔻、薑、茉莉、橙花、廣藿香、玫瑰、檀香、香草、依蘭依蘭
幸福	蘋果、羅勒、佛手柑、天竺葵、甜豆、睡蓮
金錢	羅勒、薑、檸檬香蜂草、肉豆蔻、橡樹苔、廣藿香、松、番紅花、鼠尾草、零陵香豆、岩蘭草
長壽	甜茴香、迷迭香
美	貓薄荷、玫瑰
保護	黑胡椒、丁香、小茴香、大高良薑、大蒜、天竺葵、杜松、萊姆、旱金蓮、綠花白千層、洋蔥、歐芹、胡薄荷/普列薄荷、苦橙葉、松、岩蘭草
勇氣	黑胡椒、丁香、甜茴香、薑、洋蔥、甜豆、百里香、西洋蓍草
星光體投射（靈魂出體）	艾草
冥想	洋甘菊、乳香、沒藥、檀香、沉香
記憶	丁香、芫荽、鈴蘭、迷迭香、鼠尾草
財富	檸檬薄荷、肉桂、忍冬
家的保護	金雀花/鷹爪豆

魔法效用	植物
淨化	月桂、金雀花/鷹爪豆、樟樹、柯巴樹、脂香菊、蒔蘿、尤加利、甜茴香、大蒜、野薑花、牛膝草、杜松、檸檬、檸檬香蜂草、檸檬草、檸檬馬鞭草、紫丁香、萊姆、橙花、甜橙、胡椒薄荷、松、鬱金香、車葉草
健康	金盞花、康乃馨、尤加利、大蒜、薰衣草、檸檬、瓜果、芸香、百里香
通靈夢境	金盞花、茉莉、銀合歡/金合歡、艾草
喜悅	橙花、甜橙
智慧	鼠尾草
減重	忍冬
減輕失落	絲柏
減輕破裂關係的痛苦	百合
愛	蘋果、藏茴香、小豆蔻、康乃馨、芫荽、黃水仙、小蒼蘭、梔子花、薑、野薑花、風信子、鳶尾花、茉莉、薰衣草、檸檬馬鞭草、紫丁香、木蘭、繡線菊、銀合歡/金合歡、水仙花、玫瑰草、雞蛋花、玫瑰、迷迭香、非洲茉莉、晚香玉、香草、睡蓮、沉香、西洋蓍草、依蘭依蘭

夢境	快樂鼠尾草
禁慾獨身	樟樹、薰衣草、馬鬱蘭
意識心智	羅勒、安息香、藏茴香、咖啡、脂香菊、蒔蘿、大蒜、牛膝草、薰衣草、鈴蘭、胡薄荷/普列薄荷、胡椒薄荷、苦橙葉、迷迭香、芸香、番紅花、鼠尾草、百里香
睡眠	洋甘菊、芹菜、蛇麻草、茉莉、馬鬱蘭
睡眠中的保護	綠薄荷
頭腦警醒	黑胡椒
興奮喜悅	快樂鼠尾草
療癒	丁香、芫荽、絲柏、尤加利、蛇麻草、杜松、檸檬、瓜果、沒藥、綠花白千層、玫瑰草、松、檀香、綠薄荷
鎮定	快樂鼠尾草
魔法能量	安息香、康乃馨、大高良薑、薑、肉豆蔻、甜橙、松、番紅花、香草
靈性	雪松、乳香、梔子花、茉莉、沒藥、檀香、沉香
靈性覺知	月桂、芹菜、曇花、肉桂、鹿舌草、忍冬、鳶尾花、檸檬草、肉豆蔻皮、艾草、肉豆蔻、八角、西洋蓍草

國家圖書館出版品預行編目（CIP）資料

魔法精油寶典：102 種植物香氣的能量運用 / 史考特．康寧罕（Scott Cunningham）著；雅佳拉譯．-- 二版．-- 臺北市：橡實文化出版：大雁出版基地發行，2023.07
面； 公分
譯自：Magical aromatherapy : the power of scent.
ISBN 978-626-7313-19-0（平裝）

1.CST：芳香療法 2.CST：香精油

418.995 112007602

BC1042R

魔法精油寶典：
102 種植物香氣的能量運用
Magical Aromatherapy: The Power of Scent

作　　者　史考特．康寧罕（Scott Cunningham）
審　　訂　許怡蘭 Gina Hsu
譯　　者　雅佳拉
責任編輯　田哲榮
協力編輯　舒心風
封面設計　陳慧洺
內頁構成　歐陽碧智
校　　對　蔡昊恩

發 行 人　蘇拾平
總 編 輯　于芝峰
副總編輯　田哲榮
業務發行　王綬晨、邱紹溢
行銷企劃　陳詩婷
出　　版　橡實文化 ACORN Publishing
地址：10544 臺北市松山區復興北路 333 號 11 樓之 4
電話：02-2718-2001　傳真：02-2719-1308
網址：www.acornbooks.com.tw
E-mail 信箱：acorn@andbooks.com.tw
發　　行　大雁出版基地
地址：10544 臺北市松山區復興北路 333 號 11 樓之 4
電話：02-2718-2001　傳真：02-2718-1258
讀者傳眞服務：02-2718-1258
讀者服務信箱：andbooks@andbooks.com.tw
劃撥帳號：19983379　戶名：大雁文化事業股份有限公司

印　　刷　中原造像股份有限公司
二版一刷　2023 年 7 月
定　　價　480 元
I S B N　978-626-7313-19-0